JN098498

鷲見 聡 編

発達障害のサイエンス

支援者が知っておきたい
医学・生物学的
基礎知識

日本評論社

**DEVELOPMENTAL DISORDERS
FROM A SCIENTIFIC PERSPECTIVE**
Compiled by SUMI Satoshi

はじめに

　近年の発達障害（神経発達症）に対する関心の高まりにともなって、書店には発達障害に関する数多くの書籍が並び、インターネットにも情報が満ち溢れるようになりました。それらの発達障害に関する情報は、心理学的検討や行動面に関するものが大部分で、原因研究などの科学的知見に焦点を当てたものはほとんどありませんでした。そこで拙著『発達障害の謎を解く』を2015年に上梓させていただきました。ただ残念ながら、当時の科学的知見は、発達支援の専門家が知るべき内容からはかけ離れたものでした。

　しかしその後、発達障害に関する科学的な研究は大きく進展しました。例えば、発達障害の子どもたちが大人になった時の状況を調べた研究結果が報告され、経過が良好だった比率が従来の推論よりも高いことが明らかになりました。また、遺伝子研究では発達障害児の一部に特徴的な遺伝子変化が見つかり、脳画像研究では脳機能の偏りを可視化することが可能になりつつあります。これら遺伝子研究と脳画像研究における解析方法は、現時点では一般的な臨床検査として取り入れられていませんが、将来的には有用な検査となることが期待されます。さらに、薬物療法については新たな薬剤の研究も行われています。

　このような最近の成果の中には、支援者と本人・家族との話し合いの際に役に立つ情報が含まれていると思います。例えば、次のような質問の場合を考えてみましょう。

「子どもが大人になった時に一般的な仕事につくことができますか?」
「次に生まれてくる子どもが同じタイプの可能性は何%ぐらいですか?」
「病院で脳の検査をすると、どのようなことがわかりますか?」
「薬にはどんなものがありますか?」

　もちろん、現時点で未解明なところも少なくありませんが、その場合で

も今の最善の答えを伝える必要があります。そのためには、発達障害に関する最新の科学的知見を整理しておく必要がありますが、今回の執筆にあたり私自身は最近の研究を十分に把握できていませんでした。そこで、共著者の先生方に最新の知見について執筆していただき、そのうえで前回の内容にも大幅な加筆・修正を加え、『発達障害のサイエンス —— 支援者が知っておきたい医学・生物学的基礎知識』として新たに出版する運びとなりました。

　ここで共著者の先生方について、執筆担当順に簡単に紹介させていただきます。大橋圭先生は自閉スペクトラム症の遺伝子に関する研究と論文執筆の経験があり、同時に小児科医として発達障害児の診療を精力的に行っておられます。宮地泰士先生は発達障害臨床に関する小児科医のリーダーのお一人で、第5回日本DCD（発達性協調運動障害）学会学術集会（2022年）の大会長でした。前田徹先生は薬学部の教授で薬物代謝などの専門家でいらっしゃいます。山下雅俊先生と水野賀史先生は、子どもの脳画像研究の中心である福井大学子どものこころの発達研究センターにおいて最新研究に取り組んでおられます。どの先生も科学研究に造詣が深く、かつ、発達支援にも理解のある先生で、最新の知見をわかりやすく記述していただきました。

　科学的知見には、本人や家族を勇気づける内容もありますが、つらい内容の場合もありえます。ですが、つらい内容を避け続けていても根本的解決にはならないため、本人や家族が前向きな気持ちになれるように最大限の配慮をしつつ伝えていくことが重要です。本書では、そういった本人や家族への伝え方についても触れています。発達支援の専門家や、それを目指す学生の方々に本書を手にしていただいて、本人や家族の方々に科学的な情報を適切に伝えられる一助になれば、たいへん幸甚に思います。

2022年10月　　鷲見 聡

目次

発達性協調運動症の理解と支援
—— 発達障害のもう一つのフロンティア…………112

—————————— 宮地泰士

第5章

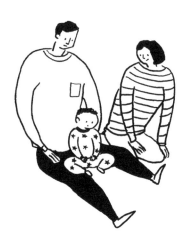

第 1 章

疫学研究からみた発達障害

———— 鷲見 聡

I 疫学研究からみた自閉スペクトラム症

自閉スペクトラム症児の長期的な経過、一般集団における自閉的特徴の分布など、疫学研究が明らかにした自閉スペクトラム症の全体像を描く。

Keywords

自閉症、自閉スペクトラム症（ASD）、有病率、発生率、疫学、長期的経過、診断告知、自閉症スペクトラム指数

1. 疫学研究の始まり

　疫学とは、人間集団を対象に健康に関わる要因の調査を行い、その集団の健康増進を追究する学問である。疫学のルーツを遡ると紀元前400年のヒポクラテスの時代に辿りつくが、学問としての疫学が確立したのは比較的最近で、19世紀とされている。ヨーロッパでは幾度となくコレラの流行が繰り返され、その度に何万人もの人々が次々に命を失っていた時代である。

　1854年にロンドンでコレラが流行した時に、のちに「疫学の父」と呼ば

れるようになったジョン・スノウがこの難題に対して立ち向かった。彼は、膨大な人数のコレラ患者の住所を徹底的に調べあげ、地図上に書き留めた。そして、特定の井戸水を飲んでいた地域に集中していることを突き止め、井戸の使用を止めさせることによってコレラの流行を終息させたのである。コレラ菌が発見される30年以上も前に、スノウはコレラの大流行を食い止めることに成功した。そして、このような人間集団を対象とする手法が、のちに「疫学」と呼ばれるようになったのである。

　通常の医学の手法は、異常な部分を絞り込み詳細に解析していく、というミクロな視点からのアプローチである。一方、疫学は、多人数からなる集団を対象とするマクロな視点からの追究である。スノウが示したように、病気の詳細が未解明の時でさえも、疫学は有用な解決法を教えてくれる。ミクロな視点でのアプローチが迷路に迷い込んだ時、いわば「木を見て森を見ず」という状況に陥った時こそ、森全体を見渡せる疫学の出番なのである。

　最近の自閉スペクトラム症（以下、ASDと略）の研究は、どの脳細胞に異常があるか？　どの生化学物質に異常があるか？　どの遺伝子に異常があるか？　といったミクロな視点での追究、木にたとえるならば1枚1枚の葉を調べるような研究が主流であった。しかしながら、膨大な労力を費やした研究が行われてきたにもかかわらず、いまだに多くの"謎"が残されている。したがって、ASDに関しても、マクロな視点から捉えることが、今必要と思われる。

　ASDについて、これまでにいくつかの疫学的研究が行われてきた。レオ・カナーの時代からの繰り返し行われてきた有病率や発生率の調査、一般集団を対象とした自閉的特徴の調査などである。本節では特に重要な疫学研究を紹介し、疫学研究からみたASDについて論じる。なお、有病率とは、一定の人口の中である病気（または障害）に罹患している人の比率のことで、発生率とは一定期間にある集団で病気（障害）が発生する割合である。有病率は転出入などの社会的要因も反映しており、その時点での支援ニーズの把握に有効であるが、学術的視点から見れば発生率がより重要である。

2. 自閉症（ASD）の有病率

（1）数十年の間の有病率の変遷

　病気（障害）の人々に効果的な支援を行うには、有病率を知る必要がある。1万人に1人の稀な病気と、10人に1人のありふれた病気では、支援の方法が大きく異なるからである。自閉症の有病率は、自閉症が発見された当初から関心がもたれていた。しかし、数千人から数万人という大集団に対して、全員を直接調べることが困難であったため、障害児施設や医療機関を利用した自閉症の子どもの人数から有病率を推測するという大雑把な調査がほとんどであった。しかし、これまでの数多くの調査結果を合わせると一定の傾向が見えてくる。

　1960〜70年代の調査によると、自閉症の頻度は0.04〜0.05%、すなわち、1万人にわずか4〜5人という有病率で、自閉症はきわめて稀な障害と考えられていた（図1-1）。続く1980年代には、久留米、茨城、そしてカナダなどの

図1-1　自閉症（自閉スペクトラム症）の有病率（発生率）

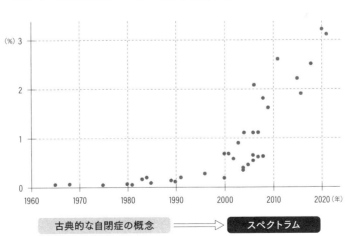

調査で0.1%、1000人に1人を超える数値が報告されるようになった。

　1990年代も増加傾向は続き、1991年の名古屋市における筆者の調査で0.19%、横浜市の調査で0.21%と0.2%前後の値が報告された。その後、わが国のあとを追うように、欧米の調査でも同様な値が報告された。わが国でいち早く有病率の増加が報告されたのは、乳幼児健診システムが欧米以上に整備されていたことによると推測される。

　2000年以降にはスペクトラムの概念が浸透し、ASDの診断基準を用いた有病率が報告されるようになった。その結果、その数値は一気に跳ね上がり、アメリカやイギリスなどで0.6〜0.9%前後の値が相次いで報告され、2006年にイギリスで1.2%という初めて1%を超える値が報告され、欧米に驚きをもたらした。ローナ・ウィングは、ASDの激増の要因に関して、①診断基準の変化、すなわち、より軽度の子どもまでASDに含むようになったこと、②親や専門職の間での知識の増加、③発見や支援体制の充実、の3点が関係していると指摘した。

　一方わが国では、さらに高い値を筆者らが2006年に報告した。幼児期に療育機関の受診した人数から有病率を推測した大雑把な方法ではあるが、ASDの有病率は2.1%、すなわち100人の子どもの中の2人はASDという結果が得られた。韓国のソウル近郊でキムらが2012年に実施した調査では、ASDの有病率は2.6%だった。地域のすべての小学生（約5万5000人）に対して精度の高いスクリーニング検査を行い、ASDが疑われた児にはさらに詳細な診断面接法を実施した調査研究で、100人中2〜3人がASDであることが明らかにあった。

　その後も有病率の上昇傾向は続き、2020年以降の調査では3%台前半の数値が報告されている。篠山らの最新の調査によると、ある地域の子どもの3.1%がASDと6歳までに診断され、男女で分けた場合には男児の4.3%、女児の2.0%がASDだった。なお、成人期の有病率に関する大規模調査の結果は、まだ報告されていない。

表1-1 ASDの増加の要因

```
Ⅰ 見かけ上の増加

　A. 診断に関する要因
　　　① 基準の拡大（軽微な特徴のケースも含む）
　　　② 診断名の置き換え（精神遅滞、ADHD → ASD）
　B. 発見方法に関する要因
　　　① スクリーニング（発見）体制の充実
　　　② 社会的関心の高まり

Ⅱ 真の増加

　A. 生物学的要因
　　　① 親の高齢化
　　　② 環境汚染物質の影響
　　　③ 低出生体重児の増加
　B. 養育環境の悪化（→境界域の児の顕在化）
　　　① 親子関係の変化
　　　② 長時間のメディア視聴
　　　③ 家族制度の変化
　　　④ 地域社会の変化

Ⅲ 社会の許容度の低下
```

⑵ 見かけ上の増加か？　真の増加か？

　ASDの増加に関しては、いくつかの解釈が成り立つ（表1-1）。1つ目は、実際の人数は変化していないけれども、診断される人数が増えた、すなわち、「見かけ上の増加」に過ぎないという解釈である。見かけ上の増加の理由として、まず挙げられるのが、診断概念や診断基準が変わったことである。以前は、はっきりとした自閉的特徴をもつ場合のみを自閉症と診断していたが、スペクトラムの概念が広まった2000年頃からは、より特徴が軽い（淡

い）場合もASDと診断されるようになった。

　見かけ上の増加の要因として次に挙げられるのが、発見率の向上である。乳幼児健診などのスクリーニング体制が整備され、さらに、保育・教育関係者、そして、子どもたちの親の間でもASDの知識が普及し、昔ならば発見されなかった子どもまでが漏れなく見つかるようになったことである。ただし、発達障害児のスクリーニングや支援体制については地域格差があり、横浜市や名古屋市のように古くから療育センターを中心に発見に努めてきた地域では、システム自体は現在と20年前とで大きな違いはなく、この期間に発見率が劇的に向上したとは考えにくい。しかし、同じシステムであっても、その地域の関係者の知識の向上により、さらに発見率が向上することはありうるので、横浜市などでもASD増加の一部分は発見率の向上によると推測される。発見率の向上によってASD数が増えたのであったら、「適切に診断されることにより支援が充実した」とポジティブに捉えることができる。

　一方で、見かけ上の変化ではないという見方、つまり、「真の増加がある」という捉え方がある。真の増加の要因として考えられる代表的なものは、両親の高齢化である。複数の研究グループから、「父親の年齢が高齢化すればするほどASDのリスクが高くなる」という調査結果が報告されている。母親の年齢とASD発症率に関しては、年齢が高くなるほどリスクが高くなるという報告と、リスクは変わらないという報告がある。ほかにも、低出生体重児の増加や、生殖補助医療の増加、環境汚染物質などによって、ASDの実数が増加しているとの指摘もある。

　さらに、最近の生活環境の変化、例えば、長時間のデジタルメディア使用、家族制度の変化、地域社会の変化などが、ASDの診断数の増加に関与している可能性がある。生来、軽微なASD傾向をもつ境界域の子どもたちに、デジタルメディア等の環境要因が加わって、ASD傾向がより強くなるという見方である。ただし、ここで注意しなければならないのは、それらの環境要因のみではASDを発症することはありえないという点である。最近の劇的なメディア環境の変化を危惧する声は多いが、それがどのような

影響を及ぼしているか、科学的なデータはまだわずかしか得られていない（第4章参照 → P.86）。

「社会の許容度の低下」によってASDが増加したという推測も成り立つ。ASDと知的発達症の診断基準には「社会的、職業的な困難が生じる」という内容の項目がある。つまり、社会的な困難がなければ診断はつかないということである。しかし、社会的に困難が生じるかどうかは、本人側の特性のみで決まるのではなく、社会の側がどの程度までを許容するかにも左右される。以前の農林漁業中心の産業構造から、現在のサービス業中心に変化し、就労上の困難をきたす人が増加したとも考えられる。「支援ニーズ」という視点でみれば、たとえ社会の許容度の低下の場合でも、ASDの人数が増えていると見なされる。しかし、本人たちの特性のみで考えた場合には、真の増加とは言えないかもしれない。ASDは医学的概念として提唱されたものではあるが、同時に、社会学的視点からの検討も必要な概念である。

以上のように、さまざまな要因が推測されているが、近年の増加の主要因は何か、現時点では結論に至っていない。筆者は見かけ上の増加、真の増加、社会の許容度の低下のいずれもが関与していると考えているが、そのエビデンスはない。今後、多くの視点からの調査研究と議論が必要と思われる。

3. ASDの長期的な経過

(1) 直線的モデルと発達モデル

古典的な自閉症の経過に関しては、その特性は生涯不変のものと考えられてきた。すなわち、どの自閉症の子どももその特徴を変えることなく大人に成長していくという直線的な発達経過である（図1-2、上段 → P.20）。このモデルに従えば、子どもの時に自閉症だった人は大人になっても自閉症の診断基準を満たす。自閉的特徴や知的能力に関して、一人ひとりに多少の

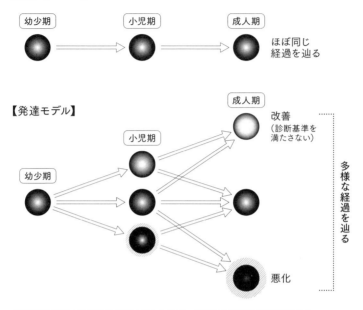

図1-2　ASDの特徴の時間的経過（イメージ図）

【直線的モデル】

幼少期　　　　　　小児期　　　　　　成人期

ほぼ同じ
経過を辿る

【発達モデル】

成人期

小児期

幼少期

改善
（診断基準を
満たさない）

悪化

多様な経過を辿る

円の濃度が濃いほど特徴が強いことを示す。斜線は二次的症状を意味する。
直線的モデル：特徴はほとんど変化しない。
発達モデル：年齢とともに特徴が変化し、多様な経過を示す。

違いはあるものの、基本的な発達経過には大差がないという考え方である。このモデルでは、大人になっても変わらず自閉症なので、有病率は子どもと大人で同じ数値になる。このような自閉症観が、最初の自閉症報告から数十年もの間、世界中で信じられてきた。

　しかし実は、経過が良好なケースが存在していた。一般的にあまり知られていないが、少数の古典的自閉症児に関してカナーが約30年間に及ぶ追跡調査を行っていた。1943年に初めて報告した自閉症児11名中の8例について27年後に調べ、6例は予後不良、2例は社会的適応がよかったと報告していた。良好例の1例は、銀行に就職して出納係の仕事をこなし、趣味のゴ

ルフを楽しみ、率先的でないことが唯一の欠点だった。もう1例は、大気汚染監督局の技術者となり、確実性、信頼性、完全性という点で優れていると評価されていた。この2例に関しては、自閉的な特徴の一部は残存しているものの、社会適応している、すなわち、福祉的支援の対象としなくてもよいケースだったと思われる。なお、カナーは、別の自閉症児の集団の中で、適応のよかった例に焦点を当て追加調査も行っていた。良好な経過を示すケースがいることに、慧眼カナーは当時から着目していたのである。しかし、カナーが目にした予後良好例の存在は、その後忘れ去られていった。

　では、高機能で、なおかつ、比較的特徴が軽い（淡い）タイプについては、どうであろうか？　古典的な自閉症以上に、一人ひとり異なる多様な経過を示す（図1-2、下段）と筆者は考えてきた。例えば、対人関係の困難さが目立っていた子どもたちの一部は徐々に集団適応し、学習面の困難のみ示す時期を経て、最終的には個性の範囲内に落ち着くという道筋が考えられる。その一方で、不十分な支援、不適切な環境下でマイナスの経験を積み重ねた場合には、対人関係の困難さがさらに悪化し、二次障害も加わるという道筋である。そもそも、子どもたちの発達は、生まれつきの特徴のみ、あるいは、環境要因のみで決定するものではなく、生来の特徴のうえにいろいろな経験（環境要因）が絡み合いながら、ダイナミックに発達していく（第2章参照）。ASD児（自閉症児）すべてが同じような経過を辿るとしたら、発達の基本原則に反することになる。

　しかし、ASD児の多様な経過を"証明する"には、長い年月の経過観察が必要である。また、良好な経過を示す割合を明らかにするには、多数のASD児を調べる必要がある。多数のASD児を長期間にわたって追跡した調査は皆無だったが、2022年に岩佐らが初めて報告したので、次に紹介する。

(2) ASD幼児の長期的追跡調査[6]

　横浜市で1988〜1996年に出生し、幼児期（平均年齢3.6±1.0SD）にASDと診断された168名の児に関して、大人になった時（その時点の平均年齢24.6±2.1SD）

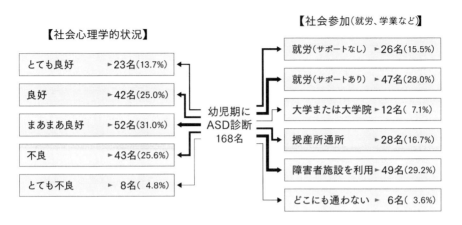

図1-3　ASDと診断された幼児の長期的経過〈文献6の数値を用いて作成〉

【社会心理学的状況】

とても良好	►23名(13.7%)
良好	►42名(25.0%)
まあまあ良好	►52名(31.0%)
不良	►43名(25.6%)
とても不良	►8名(4.8%)

幼児期に
ASD診断
168名

【社会参加(就労、学業など)】

就労(サポートなし)	►26名(15.5%)
就労(サポートあり)	►47名(28.0%)
大学または大学院	►12名(7.1%)
授産所通所	►28名(16.7%)
障害者施設を利用	►49名(29.2%)
どこにも通わない	►6名(3.6%)

の状況を調べたものである。この調査の対象者は、高機能のASDが注目され始めた時期に、ちょうど幼児だった人たちで、地域の発達支援システムによって早期に診断されていた。そして、彼らが大人になった時に、社会心理学的状況などについて評価が行われた。幼児期ASDと診断された子どもが大人になった時の社会心理学的な状況は、「とても良好」が13.7%、「良好」が25.0%、「まあまあ良好」が31.0%、「不良」が25.6%、「とても不良」が4.8%だった（図1-3）。幼児期のIQが50以上と50を下回る場合を比較すると、50以上のほうが社会心理学的な状況が良好な傾向がみられた。教育については、86.3%が特別支援教育を受けていた。また、25.5%が不登校を経験していた。大人になった時の社会参加状況は、「一般就労（サポートなし）」15.5%、「サポートのある就労」28.0%、「大学または大学院に通学」7.1%、「授産所に通所」16.7%、「障害者施設の利用者」29.2%、「どこにも通っていない人」3.6%だった。収入に関しては、28名（16.7%）が「年収200万以上」、72名（42.9%）が「200万より少ない」、68名（40.5%）が「無収入〜わずかな収入」という結果で、その多くが日本人の平均年収よりもかなり低い収入であった。

　以上の調査結果からはっきり言えることが一つある。それは、幼児期に診断された子どもたちは多様な経過を示すということである。同じ診断

名であっても、幼児期からすでに一人ひとりの特徴に違いはあるが、その後のそれぞれの経験の積み重ねにより、さまざまな経過を辿る。その結果、大人になった時には社会人として活躍できる人もいれば、福祉的支援が生涯必要な人もいる。発達モデル（図1-2、下段）に合致した経過であり、「大人になった時も必ず支援が必要である」とASDを一括りにして断定することはできない。仕事をもって経済的に自立し、趣味を楽しみ、充実した毎日を過ごしている人にとっては、もはやASDという診断名は不要で、その特徴が残存していたとしても個性とみなすべき状態である。

　それでは、現在幼児であるASD児たちも、岩佐らの報告と同じような経過を示すのだろうか？　予後良好な経過を辿る割合は上昇するか、あるいは、残念ながら良好例が減少してしまうか、それは今の子どもたちが大人になるまでの社会的な環境が鍵になるだろう。

　プラス要因として挙げられることは、発達障害児への理解と支援の充実である。調査が実施された横浜市は発達支援の先進地域ではあったものの、現在と比べると支援体制は不十分だったので、これからの子どもたちのほうがより充実したサポートを受けられることになるだろう。また、現在は当時よりも、知的発達の遅れを伴わない児の比率が高くなっているので、「一般就労（サポートなし）」の比率も高くなる可能性がある。

　一方、マイナス要因として危惧されていることは、第4章で詳しく述べるが、社会全体の変化によって、コミュニケーションの発達などに望ましくない成育環境にさらされることである。現時点での状況は、プラス要因とマイナス要因が拮抗しているように思える。今後の状況の改善によって、良好な経過を示す子どもたちの割合が高くなると信じたい。

(3) ASDの長期的経過の説明について

　従来の古典的自閉症の概念によれば、自閉症は一生治らない障害とみなされてきた。そして、診断告知の際には「障害の受容」が家族に求められた場合が多かった。確かに、ずっと以前の自閉症児の多くは生涯に及ぶ支援

が必要で、充実した人生を目指すための第一歩としての障害受容が重要だったかもしれない。しかしながら、2022年の報告(6)では、成人期に適応しているケースが決して稀ではなかった。従来の考え方と比べると、より希望がもてる見通しである。それゆえ、幼児期早期から早々と「一生治らない障害」と決めつける必要はないだろう。

　一方、親(養育者)が最初に知りたいことの一つは将来的な見通し(長期的予後)であり、その話題を避けて通ることは難しい。そこで、低年齢時にASDの診断がついた場合に、どのように親(養育者)に説明するべきか、整理していきたい。

　まず、大前提として同じASDという診断名の子どもであっても、一人ひとり違うところがあり、多様な経過を辿るという認識をもつことが重要である。厳しい経過を辿る可能性もある一方で、経過が良好で個性の範囲内(障害といえない)に入っていく可能性も低くはない。根拠に乏しい楽観的予想だけを伝えることは禁物であるが、疫学研究に基づいた新たな情報も織り交ぜながら、本人・家族がより前向きな気持ちになれるように配慮したい。「ASDだから今後はこのようになる」というようなASDをひとくくりにして断定する説明は望ましくない。特に、両極端な経過を、いきなり保護者などに説明することは避けなければならない。両極端とは「治らない障害だから、生涯、障害者として生きていく覚悟が必要である」という厳しい見通し、逆に「個性の一つだから心配ない」という楽観的すぎる見通しである。ただし、子どもがある年齢に達した時には、両極端な経過が予想できる場合もあるので、その時には新たな説明を丁寧に行う必要がある。

　もう一つの注意点は、説明を行う時の"伝え方"の工夫である。伝えるべき情報の中には、本人・家族にとってつらい内容が含まれていることがある。意図的にそれを避け続けても解決にはならないので、慎重な配慮を払いながら説明をするべきである。例えば、診断名を伝えるタイミングについては、ある親子にとっては"早ければ早いほうがよい"かもしれないが、別の親子には"機が熟す"まで待つ必要があるだろう。また、同じ内容の説明であっても、言葉の選び方や言葉遣いで印象が変わりうる。本人や家族

ができるだけ傷つかない単語を選び、前向きな気持ちをもてるように配慮したい。成功体験の積み重ねと自尊感情を高めることが重要なので、診断告知や情報提供という機会が自信を失わせる方向に作用してはならない。

　例えば、「障害」という単語の使用は、身近な支援者や家族にとっては納得して前に進む契機となりうるかもしれないが、比較的年長の子どもがその単語を初めて耳にした時には大きなショックを受けるリスクがある。これまでは、支援の重要性を訴えるために「障害」という用語が頻用されてきたが、この用語の使用のメリットとデメリットを秤にかけて、本人・家族にメリットが大きい時にのみ使うべきと思われる。これはASDの説明に限ったことではないが、支援に関わる専門家は「エビデンスに基づいた正しい情報を提供する」「本人や家族が前向きな気持ちになれるように配慮する」という2点を両立させる必要がある。

4. 一般集団における自閉的特徴

　ウィングがASDの概念を提唱した頃から、一般集団の中にも少し自閉的な特徴をもつ人がいると議論されるようになり、過去の有名な物理学者や芸術家の中に少し自閉的な人がいたことも指摘された。

　この一般の人々の中に見出される自閉的な特徴に関して、疫学研究として取り組んだのがサイモン・バロン＝コーエンである。彼はまず、自閉症スペクトラム指数という質問紙検査を作成した。それは「何かをするときには、一人でするよりもほかの人といっしょにする方が好きだ」というような問いに対して、「そうである」「どちらかと言えばそうである」「どちらかと言えばそうではない」「そうではない」の4つの選択肢から選ばせるものである。50問の総得点を算出し、その得点が高い場合に軽微な自閉的特徴をもつことを意味するが、一つひとつは病的なものではない。ただし、それらの特徴も多くもちすぎた場合には日常生活の支障になることもありうる。

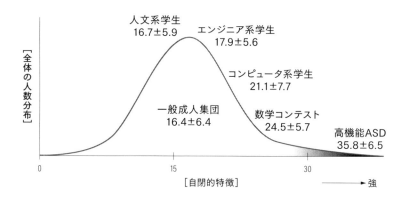

図1-4　一般成人集団における軽微な自閉的特徴の分布〈数値は文献7より引用〉

人文系学生
16.7±5.9
エンジニア系学生
17.9±5.6
コンピュータ系学生
21.1±7.7
[全体の人数分布]
一般成人集団
16.4±6.4
数学コンテスト
24.5±5.7
高機能ASD
35.8±6.5

0　　　　　　15　　　　　　30

[自閉的特徴]　　　　　　　　　　　　　→強

　バロン＝コーエンが一般集団約1000人に対してこの調査を実施したところ、その得点分布は、中央付近の人数が最も多く（図1-4）、両端へ行くほど人数が減っていくという正規分布の形に類似していた。得点が高い、すなわち自閉的な特徴をもつ人々（図1-4の右端の人々）と、平均的な人々の分布は連続的で、明瞭な境界はなかった。なお、正規分布以外の分布の形には、2つのピークからなる二峰性分布、3つのピークからなる三峰性分布などがあり、そのような場合には患者と健常人との区別が容易である（図1-5）。

　さらにバロン＝コーエンは、男女別や大学の学部別の検討も行った。その結果は、男性のほうが女性よりもやや高い数値で、男性のほうが軽微な自閉的特徴をもちやすいことが示された。男性のほうが論理的な思考が得意で、女性のほうが社交的であるという通説とも一致する。大学生の学部別の比較では、人文系に比較して、エンジニア系やコンピュータ系の学生では得点が高かった。興味深いことに、数学コンテスト入賞者の得点分布はさらに高く、平均的な人とASDの人々との中間であった。

　バロン＝コーエンの研究は、ASDの根本的理解のための2つの重要なポイントを明らかにした。1つ目は、自閉的な特徴はASDの人々〜境界の人々〜平均的な人々へと連続的に、徐々に薄くなりながら分布していることを

図1-5　正規分布、二峰性分布、三峰性分布

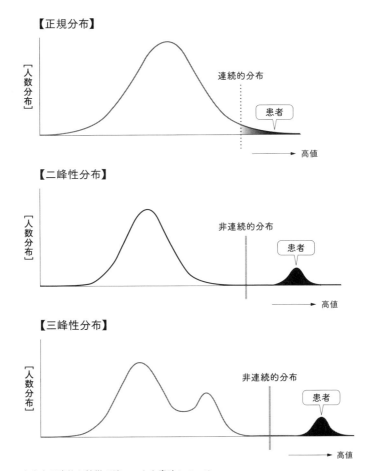

右方向が病的な特徴が強いことを意味している

示したことである。以前から、この連続性に関する仮説は唱えられていた
<small>〈8〉</small>
が、バロン゠コーエンは実測データとして示したのである。このような連
続的な分布の場合には、境界域の人々が存在し、一般の人々とASDの人々
をはっきり分けることが難しい。つまり、ASDの診断基準をギリギリ満た

すが日常生活に支障が少ない人もいれば、診断基準を満たさなくても日常生活に大きな困難が生じている人も存在しうる。したがって、診断名がつくかどうか二者択一で考えるのではなく、診断基準を満たさない場合でも、必要な場合にはサポートを行うことが支援者には求められるだろう。

　2つ目のポイントは、自然科学に優れた人々の中に自閉的な特徴をもつ人が多いことを示し、自閉的特徴のプラスの側面も実証したことである。つまり、その特徴が人間社会の発展に貢献してきたことを示したのである。バロン＝コーエンの研究は、われわれの社会に対しても、またASD児（者）個人に対しても、自閉的な特徴を完全になくすのを目指すのではなく、それをうまく活かすことが重要であることを示唆している。

文献

〈1〉　鷲見聡他「名古屋市西部における広汎性発達障害の有病率 ── 療育センター受診児数からの推定値」『小児の精神と神経』46巻、57-60頁、2006年
〈2〉　Kim YS et al.: Prevalence of autism spectrum disorders in a total population sample. *Am J Psychiatry* 168: 904-912, 2011.
〈3〉　Saito M et al.: Prevalence and cumulative incidence of autism spectrum disorders and the patterns of co-occurring neurodevelopmental disorders in a total population sample of 5-year-old children. *Mol Autism* 11: 35, 2020.
〈4〉　Sasayama D et al.: Brief Report: Cumulative Incidence of Autism Spectrum Disorder Before School Entry in a Thoroughly Screened Population. *J Autism Dev Disord* 51: 1400-1405, 2021.
〈5〉　中根晃『自閉症研究』金剛出版、1978年
〈6〉　Iwasa M et al.: Twenty-year longitudinal borth cohort study of individuala diagnosed with autism spectrum disorder before seven yaear of age. *J Child Psychol Psychiatry* 11, 2022.（doi: 10.1111/jcpp.13614）
〈7〉　Baron-Cohen S et al.: The autism-spectrum quotient（AQ）: evidence from Asperger syndrome/high-functioning autism, males and females, scientists and mathematicians. *J Autism Dev Disord* 31: 5-17, 2001.
〈8〉　滝川一廣『「こころ」の本質とは何か─統合失調症・自閉症・不登校のふしぎ』ちくま新書、2004年

II 注意欠如・多動症の疫学研究

有病率が高い注意欠如・多動症は、以前から注目されていた発達障害である。最近の大規模疫学的調査によると、子どもの時に診断された児の多くは成人した時には診断基準を満たさなくなっていた。

Keywords

注意欠如・多動症（ADHD）、多動、衝動性、不注意、愛着障害、アルコール依存、薬物依存

1. ADHDの有病率の推移

　注意欠如・多動症（以下、ADHDと略）は、小児の精神疾患や発達障害の中で、最も有病率が高い。また、その有病率の数値のバラツキがきわめて大きく、医学的診断としてのADHDの頻度は1%台から15%を超える数値が報告されている。非医師よる評価では30%以上という数値まである。おそらく、すべての疾患・障害（?）の中で、調査結果に最も大きなバラツキがあるものであろう。

　有病率が調査によって異なる理由として、まず挙げることができる点は、多動・衝動性の評価の難しさである。表1-2（→ P.30）に示したように、診断基準の項目に挙げられていること、例えば「不注意な間違いをする」[1]は、幼児期には多かれ少なかれみられる行動である。

　一般の成人でさえも、たまには、そのような行動を示すことがあるのではないだろうか？　つまり、どの子どもにもみられる行動の、極端な場合をADHDの特徴としている。したがって、どこから異常とするか、線引きが

表1-2　DSM-5におけるADHDの診断基準〈文献1〉

(a) 学業、仕事、または他の活動中に、しばしば綿密に注意することが
できない、または不注意な間違いをする（例：細部を見過ごしたり、見逃
してしまう、作業が不正確である）。

(b) 課題または遊びの活動中に、しばしば注意を持続することが困難
である（例：講義、会話、または長時間の読書に集中し続けることが難しい）。

(c) 直接話しかけられたときに、しばしば聞いていないように見える
（例：明らかな注意を逸らすものがない状況でさえ、心がどこか他所にあるように
見える）。

(d) しばしば指示に従えず、学業、用事、職場での義務をやり遂げるこ
とができない（例：課題を始めるがすぐに集中できなくなる、また容易に脱線
する）。

難しい。目を凝らして、わずかな多動・衝動性まで見出そうとすればする
ほど、ADHDに該当する子どもは増えるのである。また、ADHDの特徴は
必ずしもマイナスとは限らない。「落ち着きがない」「衝動的」と言うとマ
イナス面と受け止められるが、「活動的」「実行力がある」と言えばプラス
の個性である。どこまでを個性（正常範囲内）として、どこから異常とするか
は、評価者の主観に左右されやすい。そのため、ADHDの同じ質問紙を用
いて教師と保護者に調査を行ったところ、教師の評価では4.3%、保護者評
価ではなんと31%の子どもにADHD類似の行動がみられたという報告さ
えある。医師が評価する場合でさえも、調査によって数値に差がみられる。
多動・衝動性は、本人の特性のみではなく、評価する側の状況にも左右さ
れるものであり、正常と異常の線引きをすることが非常に難しいのである。
　また、愛着障害系（虐待、ネグレクトなど）の多動との鑑別に関しても課題が
ある。虐待を受けた幼児は、不自然な対人関係（馴れ馴れしさ、逆に極端な警戒）
や解離性障害とともに、ADHD類似の症状を示すことがよく知られている。
さらに、虐待という最も極端な状況に至らなくても、子どもに精神的スト

レスがかかり続けた時には、ADHD様の症状を示すと、筆者は考えている。親の精神疾患、極端な経済的困窮、孤立した母子家庭など、支援を必要とする家庭（要支援家庭）の幼児を数多く診てきたが、その中に、軽度の言葉の遅れや頭打ち行動とともに、多動・衝動性を示した子どもたちが少なからずいたからである。また、もともとの軽微な多動傾向に、環境要因が重なって、より多動が目立つようになったと考えられる子どもたちもいる。話が本筋から離れるが、そのような親子に対しては、生来の特性と環境要因の両方に対して、適切な評価と支援を行い、深刻な状況に陥ることを予防することが重要である。

　診断分類に関しては、生来の多動傾向に環境要因が加わったケースをADHDとする医師もいれば、反応性愛着障害に分類する医師もいるだろう。もともとの多動・衝動性と、愛着障害系の多動・衝動性もオーバーラップする場合があり、明確に分けることが難しい。

　また、ADHDとASDの併存が多いことも、ADHDの診断分類をわかりにくくしてきた一因と思われる。ADHDとASDの両方の特徴を示す子どもの場合には、ASDという診断を優先するというルールがあったため、これまでは相当数のADHD児がASDという診断のみを受けていた。つまり、医学的診断分類ではADHDの人数には含まれなかった。ただし、新しい診断分類DSM-5では、ASDとADHDの両方の診断名をつけてもよいというルールに変更されたので、今後はこのわかりにくい状況は回避されると思われる。

　以上のように、これまでのADHDの有病率調査にはいくつかの問題点があるが、それでも過去の多数の調査を調べるとおおよその傾向が見えてくる。アメリカで実施されてきた多くの調査では、1990年代前半までは5％程度の値が報告されていた。その後は長期間にわたって微増傾向が続き、最近の有病率は6～10％である。[2]男児と女児の比較では男児の有病率が大きく上回り、小児期の調査と成人期の調査では成人期が低い傾向がみられた。

　増加の要因としてまず考えられるものは、ADHDに対する関心の高まりやスクリーニング体制の整備によって、昔ならば発見されなかった子ども

までが漏れなく見つかるようになったことである。この場合は見かけ上の増加であり、真の増加とは言えない。真の増加の要因として想定されているものは、低出生体重児の増加、多胎児の増加、妊婦の喫煙、妊婦のアルコール依存や薬物依存などである。また、ADHDが漸増した要因の一つとして診断基準の変更も指摘されている。ASDの変更に比べると小さな変更だが「発症年齢が7歳以下」と限定されていたものが、「12歳以下」に年齢範囲が新しい基準（DSM-5）では広がった。なお、ASDとADHDの両方の特性を示す例は多いが、両方について同時に評価をした大規模調査がないため、2つを同時に評価する調査をさらに行う必要がある。

2. 長期間にわたるADHD児の追跡調査

　ADHDと診断された子どもは、大人になった時もADHDであると考えられていた。ところが、近年の大規模疫学調査では、ADHD児の多くは成人期には診断基準を満たさなくなっていた。「ADHDは生涯にわたり持続する発達障害」という従来の考え方を否定する調査結果である（表1-3）。

① ニュージーランドの疫学研究^{〈3〉}：1972～73年に出生した1037名について、38歳までフォローアップした研究である。小児期にADHDと診断された61名の中で、成人期にもADHDの診断基準を満たしたのはわずか3名（比率は5%）のみだった。逆に、成人期にADHDの診断基準を満たした31名の中で、小児期にも診断基準を満たしていたことが確認されたのは3名（10%）だけであった。

② イギリスの疫学研究^{〈4〉}：1994～95年に出生した2232名を対象とした調査である。小児期にADHDと診断された247名の中で、成人期にもADHDの診断基準を満たしたのは52名だった。逆に成人期にADHDの診断基準を満たした162名の中で、小児期にも診断基準を満たしていたのは52名だった。

表1-3　ADHDの小児期から成人期にかけての連続性に関するコホート研究

国	ニュージーランド	イギリス	ブラジル
対象人数	1037名	2232名	5249名
出生年	1972〜73年	1994〜95年	1993年
小児期にADHD診断基準を満たす	61名	247名	393名
成人期ADHD診断あり	3名	52名	60名
成人期ADHD診断なし	52名	195名	288名
成人期の情報なし、その他	6名	0名	45名
成人期もADHDである比率	**5%**	**21%**	**17%**
成人期にADHD診断基準を満たす*	31名	162名	492名
小児期ADHD診断あり	3名	52名	60名
小児期ADHD診断なし	27名	110名	416名
小児期の情報なし、その他	1名	0名	16名
小児期もADHDだった比率	**10%**	**32%**	**13%**

＊ ADHD症状に関する基準を満たすが、発症年齢の診断基準を満たさない例も含む。

③ ブラジルの疫学研究〈5〉：1993年出生児5249名を対象とした調査である。小児期にADHDと診断された393名の中で成人期にも診断基準を満たしたのは60名、成人期にADHDと診断された492名の中で小児期にも診断基準を満たしていたのは60名だった。

　以上の3つの長期間に及ぶ疫学研究は、小児期のADHDの大部分は成人期に診断基準を満たさなくなることを示している。ただし、診断基準を満たさなくなっても軽微な特徴が残存している例は少なくないと考えられるので、「ADHDの特徴がなくなった」「ADHDが治癒した」という表現は言いすぎと思われる。「個性の範囲になった」と捉え、その特徴をなくすのではなく、長所として活かすことを目指すべきだろう。

3つの研究が明らかにしたもう一つのことは、成人期のADHDの大部分は小児期に診断がついていなかったことである。ただし、小児期から軽度のADHD症状がありながらも深刻な問題がなく、診断名がつかなかった場合が多いと推測される。また、成人期にほかの精神疾患（例えば薬物依存）により、不注意や多動性が増強して診断基準を満たすようになった例も存在すると推測されている。

文献

〈1〉　American Psychiatric Association（日本精神神経学会日本語版監修）『DSM-5精神疾患の診断・統計マニュアル』医学書院、2014年

〈2〉　Xu G et al.: Twenty-year trends in diagnosed attention-deficit/hyperactivity disorder among US children and adolescents, 1997-2016. *JAMA Netw Open* 1: e181471, 2018.

〈3〉　Moffitt TE et al.: Is adult ADHD a childhood-onset neurodevelopmental disorder? Evidence from a four-decade longitudinal cohort study. *Am J Psychiatry* 172: 976-977, 2015.

〈4〉　Agnew-Blais JC et al.: Evaluation of the Persistence, Remission, and Emergence of Attention-Deficit/Hyperactivity Disorder in Young Adulthood. *JAMA Psychiatry* 73: 713-720, 2016.

〈5〉　Caye A et al: Attention-deficit/hyperactivity disorder trajectories from childhood to young adulthood: Evidence from a birth cohort supporting a late-onset syndrome. *JAMA Psychiatry* 73: 705-712, 2016.

Ⅲ 知的発達症の疫学研究からみえてくるもの

知的発達症に関する疫学研究の歴史は長く、その間の社会の変化による影響も映し出している。それらの知見から、社会の変化と発達障害について考える。

Keywords
知的発達症、精神遅滞、生理群、病理群、有病率、知能、知能検査、知能指数、
フリン効果

1. 知的発達症の有病率

　知的発達症（知的能力障害、知的障害）とは「知能、すなわち知的能力が明らかに平均以下であること」を意味し、さまざまな原因によって生じる行動面の状態の呼び名である。また、その知的能力を表す指標は知能指数と呼ばれ、福祉、教育、医療など多くの領域で使用されている指標である。知的発達症を発達障害の一つとする立場と、発達障害とは別のものとする立場があるが、現在のわが国では後者の場合が多い。

　知的発達症の疫学研究の歴史は数十年以上にも及ぶ。最初の本格的な調査は、1964年にライオネル・ペンローズによって行われた。ペンローズは知的発達症の有病率は2.56%と報告するとともに、知的発達症を2つのグループに分けることを提唱した。一つは、何らかの脳の病気によって知的発達の遅れを生じた「病理群」、もう一つは知能の個人差、すなわち、一般集団の知能指数分布の偏りによる「生理群」である。知的発達症を重度と軽度に分けて考えた場合には、重度の大部分は病理群、軽度の大部分は生理

35

図1-6　一般集団の知能指数の分布

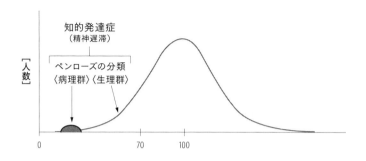

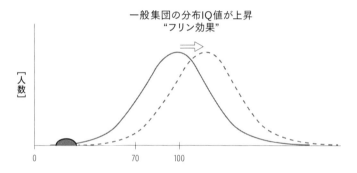

上段：ペンローズによる病理群と生理群を簡略化した図。図の右へ行くほど知能指
　　　数が高く、左へ行くほど低いことを意味する。
下段：知能指数の上昇を簡略化した図。

群である（図1-6、上段）。

　知的発達症の有病率は1970年以前には2%を超えていたが、その後次第
に低下し、1990年以降は先進国の有病率は1%程度の値となった（図1-7）。興
味深いことに、重度の知的発達症に限れば、その有病率は0.5%前後の値の
ままで大きな変化がみられなかった。したがって、知的発達症全体（重度＋
軽度）の有病率の低下は、軽度の知的発達症の数が減少したことによるもの
である。なお、発展途上国の中には、知的発達症の有病率がまだ低下して
いない国もある。

図1-7 知的発達症者の有病率の変換

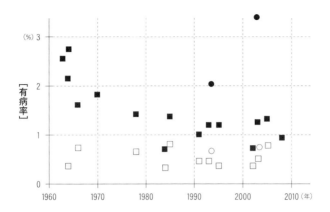

黒は知的発達症全体（軽度＋重度）の有病率、白は重度の知的発達症
の有病率を意味する。四角は先進国、丸は発展途上国のデータ。

　この知的発達症の有病率の変化を考える時には、病理群と生理群に分け
て考えると理解がしやすい。この数十年の脳疾患の治療の進歩により、以
前だったら病理群となった子どもたちが正常知能となり、それに相当する
人数の病理群が減ったと推測できる。その一方、以前なら致死的だった脳
疾患等の子どもたちが救命され、救命された子どもの一部が病理群になっ
たと推測できる。こちらのほうは増加要因である。疫学調査で重度の知的
発達症の有病率が横ばいであることから、減少要因と増加要因が打ち消し
合うことにより、重度（病理群）の知的発達症の有病率がほぼ一定だったと
解釈できる。
　一方、軽度（生理群）の知的発達症の有病率は減少傾向を示しているが、こ
の減少には一般集団の知能の分布の変化が関係していると推測されてい
る。1930年代から80年代にかけて行われた一般集団の知能指数の平均を世
代別に比較すると、1世代で約15点上昇していた。その後の追加調査でも
同様な傾向が認められたため、IQ値が世界中で上昇している現象は「フリ
ン効果」と呼ばれるようになった。時代の流れとともに、知能の分布が右（高

いほう）にシフトしたのである。

　その結果として、一般集団の中で知能指数がやや低い人々（生理群）の人数が減ったと推測される（図1-6、下段）。なお、知能指数が上昇するこの現象は多くの国々で認められているが、1990年以降、先進国では知能指数の上昇は頭打ち傾向である。

　一般集団の知能指数の上昇の原因については多くの仮説がある。低栄養状態の改善による体格の向上、教育の普及、医療や保健の進歩の影響、さらに、デジタルメディアの影響などの仮説である。現在では、複数の要因、すなわち、社会生活の変化によってもたらされた多くの要因が知能指数の上昇に関与してきたと考えられている。そして、一部の子どもたちは、数十年前の環境下では軽度の知的発達症となるが、近年の環境下であれば正常範囲内の発達を遂げることができるのだろう。

　環境要因が子どもたちの成長に影響を与えた、もう一つの例を示す。日本人の身長の変化である。数十年前に比べると、日本人の平均身長は男女とも明らかに高くなっている。経済的発展によって、子どもたちの栄養摂取量が増加したことが主要因と考えられている。ただし、いつまでも平均身長が伸び続けているわけではなく、最近は頭打ちである。数十年前には、栄養不足により本来の体格まで成長できなかった子どもたちが、現在では充分な栄養摂取が可能となって本来の体格となったと思われる。もちろん、充分な栄養下でも小柄な体格の子どもたちがいるが、その場合は小柄であっても健やかな成長と捉えることができる。

　以下は筆者の推論であるが、一般集団全体の知能や身長が時代とともに変化したように、一般集団全体の社会性能力、すなわち、対人関係能力も、時代とともに変化しうるのではないだろうか？

　第4章で詳しく述べるが、私たちの生活環境は大きく変わってきた。核家族化、希薄化する近所付き合い、インターネットの普及、夜更かし型の生活リズム、学歴志向……それらは子どもたちの知的能力の向上につながったかもしれない。しかし、その代わりに、最も大切なもの、人と人とのコミュニケーションの機会を減少させたと考えられる。生来コミュニケーション

が得意なタイプの子どもの場合、それでも問題ないが、苦手なタイプの場合には影響が出るだろう。したがって、以前の生活環境下で育ったならば個性の範囲内だったのに、現在の生活環境下で育ったためにASDと診断された子どもたちがいたとしても不思議ではない。

ここで、生活環境の議論の際に注意しなければならない点について触れておく。1つ目は生活環境（成育環境）の過大評価、すなわち、環境要因のみによってASDが発症するという誤った解釈である。何らかの脳疾患によるASD（知的発達症の病理群に相当）の場合は、適切な生活環境下であってもASDを発症すると考えられる。また、発症に遺伝要因と環境要因の両方が関与するとされる多因子遺伝によるASDにおいても、適切な環境下にもかかわらずASDとなる場合がありうる。先天的要因の影響を常に念頭に入れながら環境要因の議論をしなければならないのである。

2つ目の注意点は、成育環境に影響を与えているのは親のみではないことである。社会全体の変化によって、私たちのライフスタイルは変化している。「普通の子育て」は、それぞれの時代により異なる。今の普通の子育ては、子どもたちにとっては理想ではないかもしれないが、昔と同じ子育てを今行うことは不可能である。したがって、現在の普通の子育てをしている親を非難するのではなく、社会全体がよりよい子育て環境を追求するべきである。以上の留意点を前提としたうえで、この先の議論を進めていく。

筆者は「集団全体の社会性能力は時代とともに変化する」という仮説（図1-8 → P.40）を提唱してきた[2]。社会性能力の分布はバロン＝コーエンが報告したようにほぼ正規分布を示すが、その分布がここ20年で左側にシフトした、つまり集団全体の社会性能力が低下した可能性である。知的能力の向上（フリン効果）とは逆に、一般集団の社会性能力が低下すれば、集団生活で問題視される人数が増えると考えられる。問題視される人が増えたことに関しては、別の見方もある。現代社会がより高い社会性能力を個々に求めるようになったことである。例えば「現在の仕事には高いコミュニケーション力が求められる」「現在の幼稚園ではおとなしく着席することがより求められる」など要求水準が上がったため、問題視される人数が増えた可能

図1-8　一般集団の社会性能力の分布に関する仮説

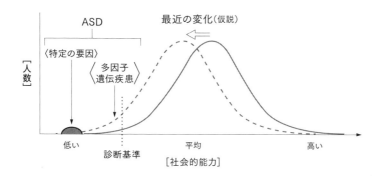

性である。以前は第一次産業、すなわち農業などが中心の社会だったが、現在では第三次産業、すなわちサービス業が中心になっているので、産業構造の変化により要求水準が変化することもありうる。さらに、このような社会の要求水準の高まりとともに、一般集団のほうの社会性能力の低下の影響も合わさって、問題視される人数の激増に至った可能性も否定できない。

　では、集団の社会性能力の変化や、社会のほうが求める社会性能力に関して調べるには、何が必要であろうか？　まず、社会性能力を正確に知ることができる評価法を確立する必要がある。そこで筆者らのグループは、現存する4種類の社会性能力の質問紙テストについて、どれが最も優れているかを調べるための比較検討を行った。自閉症スペクトラム指数、SATQ(Subthreshold Autism Trait Questionnaire)、BAPQ（Broad Autism Phenotype Questionnaire)、SRS（Social Responsiveness Scale）の4種類の質問紙について調べたところ、その中ではSATQが最も簡便かつ優れているという結果が得られた。しかしながら、この検討のみで社会性能力の評価方法が定まったわけではない。その検討は、ようやく緒に就いたところと言うべきであろう。そもそも「社会性能力」という定義でさえ、現時点では世界的に認められたものはないのである。

100年以上に及ぶ知能テストの開発の歴史を振り返ると、まず、「知能」の定義を定めるために膨大な議論が交わされ、そのうえで数多くの知能テストが提案され、多数の人を対象に検査が実施され、さらに改良が加えられ、今なお改善の努力が続けられている。社会性能力の評価法の現況は、知能テストの歴史にたとえるならば、約100年前に知能テストの原型が作られた頃の状況に近い。知能テストの開発の歴史と同様に、膨大な人数への実施とその結果に基づいた改良を積み重ねなければ、世界的に認められる普遍的な評価法を確立することはできないのである。

2. おわりに ── 第1章のまとめ

これまでに発達障害の疫学研究によって明らかになったことを簡潔にまとめると、以下のようになる。

① 発達障害の診断を受ける子ども（大人）が激増した
② 一般の人々の間にも発達障害の特徴が広く分布している
③ 子どもの時の診断名が同じでも、その後はさまざまな経過を辿る

最近では、発達障害の長期的経過や、関連する要因についての疫学的研究も進展している。したがって、支援に関わる専門家は、新たな知見を十分に理解したうえで、本人や家族との話し合いに臨むべきだろう。例えば、長期的な見通しに関しては、現時点での知見に基づいた見通しを、適切な時期に、適切な言語表現で伝え、彼らが前向きな気持ちで受け止められるように心がけたい。

しかしながら、まだ答を得られていない疫学的テーマも多い。例えば、発達障害の併存（2つ以上の診断に当てはまる）の問題である。少人数の調査でASD、ADHD、発達性協調運動症の併存率が高いことがすでに明らかになっているので、大規模かつ長期的な調査を通じて、正確な併存率や併存

例の長期的経過を解明する必要がある。

　また、発達障害と成育環境との関係も重要な課題である。生来発達障害の特性がない子どもでも、不適切な成育環境によって発達障害類似症状を呈することがある。もともと発達障害がある子どもに不適切な環境が加われば、より厳しい経過を辿る場合が多い。あるいは、もともとの発達障害特性が軽微（診断閾値下）の場合でも、望ましくない環境が加わることにより診断基準を満たす場合があるかもしれない。したがって、発達障害特性のみに焦点を当てるのではなく、乳幼児期の成育環境や愛着形成の状況、その後のトラウマ体験などにも注意を払い、それらの複雑な絡み合いを解明することが必要である。今後の疫学研究の進展に期待したい。

文献

〈1〉　村上宣寛『IQってホントは何なんだ? —— 知能をめぐる神話と真実』日経BP社、2007年
〈2〉　鷲見聡「名古屋市における自閉症スペクトラム、精神遅滞、脳性麻痺の頻度について」『小児の精神と神経』51巻、351-358頁、2011年
〈3〉　Nishiyama T et al.: Comprehensive comparison of self-administered questionnaires for measuring quantitative autistic traits in adults. *J Autism Dev Disord* 44: 993-1007, 2014.

第 2 章

発達障害の原因 ①
遺伝と環境（総論）

鷲見 聡

> 遺伝要因と環境要因は相反するものと考えられてきたが、環境要因が遺伝子の働き方を変える「エピジェネティクス」の発見以来、遺伝環境相互作用が重要視されるようになった。脳の発達などにおける遺伝と環境について考える。

Keywords

生まれ、育ち、双生児研究、遺伝環境相互作用、エピジェネティクス、ストレス耐性遺伝子、エネルギー倹約遺伝子、シナプス、刈り込み

1. 生まれか育ちか

　昔からよく使われる諺に「蛙の子は蛙」「瓜の蔓に茄子はならぬ」などがある。これらは、親と子の特徴が似ていることを示すたとえであり、遺伝要因、すなわち、"生まれ"の影響の大きさを示すものである。ところが一方で、「氏より育ち」「朱に交われば赤くなる」というのも、よく言われる。こちらは、環境要因、すなわち、"育ち"が人の発達成長に大きく関わることを表している。

　一見、相反する内容の諺が、どちらかがすたれることもなく今日まで伝わってきたのは、どうしてであろうか。古来から人々は、遺伝要因と環境要因そのどちらもが、子どもの成長発達に重要な影響を及ぼすことを感じ取っていたに違いない。

しかし、近年の学術論争を振り返ると、「遺伝か環境か」という二者択一の中で論争が続いてきた。そこには、遺伝と環境とは別々の相反する要因であるという大きな誤解があった。自閉症を例にとるならば、以前は、その発症原因を「母親の育て方が悪いことで起きる」という心因論、つまり環境要因説が信じられてきた。それが、1990年代以降、「生まれつきの脳障害」という器質論、すなわち、遺伝要因を重視した説に取って代わられた。

　ところが最近、そのような「遺伝か環境か」という二者択一の論議の根底を揺るがす新たなメカニズムが発見された。それは、環境要因が遺伝子に影響を与えて、その働き方を変化させる「エピジェネティクス」というものである。この発見は「遺伝と環境は別々の要因」「遺伝要因は変化しない」という既成の概念を覆すものであった。エピジェネティクスの登場以来、病気の発症や子どもたちの発達にとって、遺伝と環境の相互作用は非常に重要であることが認識されるようになってきた。遺伝と環境の各論に入る前に、本節ではこのような新しい知見が具体的にどのようなものであるかを示す。

2. 双生児研究からみた遺伝と環境

「子どもの発達にとって遺伝と環境のどちらが重要か?」という問いは、古くて新しいテーマである。その遺伝と環境の影響を調べるために、100年以上前から双子を対象とした研究(双生児研究)が行われてきた。詳細は他書に譲るが、双生児研究の手法の概略を示す。一卵性双生児間では遺伝情報が完全に一致しているが、二卵性双生児間は50%だけ一致している。ある特徴に関して、双生児ペア間の類似度を一卵性と二卵性で比較して、一卵性での類似度が二卵性に比べて高い場合には遺伝要因の関与度が高いと推測する方法である。身長、体重、性格、知能など、さまざまな人間の特徴に関して調べられた。

　双生児研究の解釈について、注意すべき点がいくつかある。一つは、遺

伝要因の関与度は集団全体を対象に算出したものであり、その集団メンバーの“平均的”な値に過ぎない点である。一人ひとりをみると、あるケースでは遺伝要因が決定的な影響を与え、別のケースでは環境要因の影響が大きいということもありうる。したがって、個々のケースの議論の際には、双生児研究の結果をそのまま当てはめることはできない。もう一つの注意点は「遺伝環境相互作用」である。かつて、遺伝要因と環境要因とは相反するものとの捉え方が一般的であったが、それら2つは複雑に絡み合いながら、ダイナミックに影響を及ぼし合っていることが最近の科学研究によって明らかにされた。したがって、「遺伝」「環境」と二分して比率を算出すること自体あまり意味がなく、「遺伝と環境がどのように作用し合っていくか」のほうがより重要であるという考え方が強くなってきた。

　以上について理解したうえで双生児研究を解釈しなければならないが、知能、性格、言語能力など、さまざまな特徴に関する検討において、半々から8対2程度の間の比率で、遺伝と環境両方の要因の影響があることが示された。つまり、片方のみ、すなわち、100%遺伝、100%環境というものはなかった。結局“生まれ”も“育ち”も発達にとって重要であるという、当たり前のことが双生児研究により確認されたのである。ところが、わが国の伝統的な教育観は「どの子も努力すればできるようになる」「どの子にも無限の可能性がある」という環境決定論の見方が強い。もちろん、教育や本人の努力によって成長できる部分はあるが、変えることのできない部分を変えようとしても報われない。どこが変わりやすく、どこが変わりにくいかを支援者は正しく理解し、変わりにくい特徴は「個性」の一つとして認める必要があるだろう。

3. エピジェネティクス ── 遺伝学分野の革命的概念

　従来の遺伝学の考え方では、両親から受け継いだ遺伝子は生涯不変で、遺伝子の働きもまた生涯不変と考えられていた。そして、遺伝子は精密な

図2-1　ネズミのストレス耐性遺伝子におけるエピジェネティクス

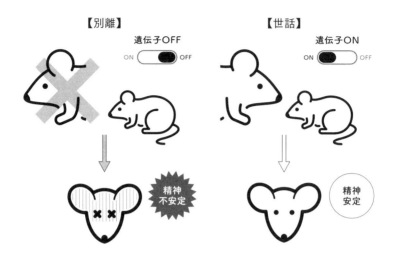

母ネズミから引き離されると、仔ネズミのストレス耐性遺伝子のスイッチがOFFになり、ストレスに弱く精神的に不安定なネズミに成長する。母ネズミの世話を受けると、その遺伝子がONになり、精神的に安定したネズミに成長する。

設計図、それも修正不可能なインクで書かれた設計図にたとえられていた。ところが、その遺伝子の働き具合を変化させる「エピジェネティクス」というメカニズムが明らかになった。ある種の遺伝子には、その働きをコントロールするスイッチに相当するもの（メチル化修飾など）があり、その切り替えによって遺伝子の働き具合が変わるのである。このスイッチの切り替えを行うのは「環境要因」で、遺伝子本体を変化させずに働き具合のみを変える。エピジェネティクスの発見は、遺伝要因と環境要因が合わさって機能するシステムが存在することと、遺伝子機能が後天的に変わりうることを、初めて証明したものである。

　例えば、生後間もない時期の精神的ストレスによって、ストレス耐性遺伝子（グルココルチコイド受容体遺伝子）のスイッチが切り替わることが、ネズミでは明らかになっている（図2-1）。生後すぐに母ネズミから引き離された仔ネズミのストレス耐性遺伝子を調べると、その遺伝子のスイッチはOFFの

状態になっている。ストレス耐性遺伝子が働かないため、ストレスに弱く
なり、精神的に不安定になる。そして、その後もOFFの状態が続くため、そ
の仔ネズミが大人ネズミになっても、精神的に不安定な状態が続く。

　一方、母ネズミの世話を受けた仔ネズミは、ストレス耐性遺伝子のスイッ
チがONの状態になってストレスに強くなり、精神的に安定する。そして、
いったんONになったスイッチは、大人ネズミになってもONの状態が続
き、精神的に安定する。すなわち、幼少期の環境要因が遺伝子の働き方を
決め、その後の精神状態に影響を与え続けている。しかし、この興味深い
現象は、ストレス耐性遺伝子のみ、あるいは、母ネズミの世話のみでは起
こりえない。遺伝子と環境要因（世話）の両方が合わさって初めて、仔ネズ
ミの精神状態に作用することが可能となる。そして、「三つ子の魂百まで」
という諺のように、生後早期に獲得した特徴が生涯持続するのである。

　エピジェネティクスについての研究は、人においても開始されている。
例えば、妊娠中の母親が低栄養状態だった場合、生まれてくる子どもが大
人になった時に肥満になりやすいことが知られているが、これにもエピ
ジェネティクスが関与している。母親が低栄養になると胎児も低栄養状態
に陥り、それに対する防衛反応として、胎児のエネルギー節約遺伝子のス
イッチがONになる。つまり、低栄養という環境要因が節約遺伝子のスイッ
チをONに入れ、その後もずっとONの状態が続く。エネルギー節約遺伝子
がONになっていることは、低栄養（エネルギー不足）の時には体の活動にとっ
て都合がよい。しかし、栄養が十分にある時には必要以上にエネルギー節
約をすることになり、その結果、余分なエネルギーが脂肪として蓄えられ
る。この場合、直接働いているのはエネルギー節約遺伝子という遺伝要因
であるが、その遺伝子のスイッチをONにしたのは低栄養という環境要因
である。遺伝と環境、この2つの要因がエピジェネティクスによって結びつ
いて作用し、成人期に肥満になりやすくなるのである。

　最近では、エピジェネティクスに対する関心が高まり、精神疾患を含む
数多くの疾患について研究が始まっている。ちょっとしたエピジェネティ
クスのブームが到来した感がある。そして、生物学系の雑誌ではその特集

が組まれ、それらを読むと、エピジェネティクスがすべての遺伝子の働き
をコントロールしているかのような錯覚さえ受ける。しかし、エピジェネ
ティクスを過大評価しすぎることもまた間違いである。それによるコント
ロールを受けない遺伝子も存在しうるからである。

　エピジェネティクスの研究はまだ緒に就いたばかりである。2万以上存
在するヒトの遺伝子の中で、どの遺伝子がどの程度エピジェネティクスの
コントロールを受けているのか、まだまだ謎が多い。しかしながら、エピ
ジェネティクス、すなわち環境要因が遺伝子機能を変化させるメカニズム
の発見は、遺伝子機能は生涯不変という常識を覆す、遺伝学分野の革命的
概念をもたらした。今までに明らかになったことだけでも、遺伝的なもの
は変わらないという遺伝決定論を揺るがしている。

　そして最近は、遺伝子は「設計図」ではなく、「料理のレシピ」に近いも
のではないかと考えられるようになってきている。料理の内容はレシピに
よって大雑把に決まっているが、その味はレシピに書かれていない微妙な
匙加減、すなわち、料理人の腕に左右される。一方、遺伝子はそれぞれの人
の特徴を大雑把に決めているものの、環境要因によっても、その遺伝子機
能が変化する。「遺伝だから絶対変わらない」と考える時代は、もはや過ぎ
去ったのである。

4. 脳の発達における遺伝と環境

　脳の活動と精神活動の関係についてはまだまだ謎が多いが、脳の変化が
精神状態に影響を及ぼすことは間違いがない。例えば、脳損傷や脳梗塞に
よって脳の一部にダメージがあると性格が変わる場合があることが知ら
れている。また、音楽を聴く時には主に右脳が活動し、言葉を理解する時
には主に左脳が活動していることが脳の画像検査で確認されている。した
がって、精神活動の場が脳にあることは明らかであり、脳を研究すること
は精神活動の謎に迫る一つのアプローチ方法と考えられる。そして、脳が

図2-2　脳、神経細胞、シナプスの関係

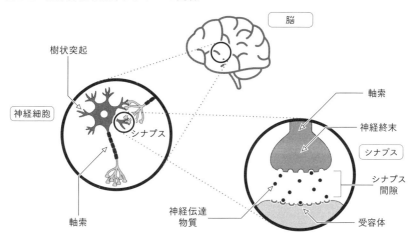

脳全体の神経細胞は膨大な数で、1000億に達するという説もある。各神経細胞からは1本の長い枝（軸索）と多数の短い枝が伸びている。神経細胞のそれらの枝同士が接続する場所はシナプスと呼ばれる。シナプスでは、長い枝の末端、すなわち神経終末から神経伝達物質が放出され、それが受容体に到着することにより、次の神経細胞へ情報が伝達される。

どのように発達していくかを理解することは、精神の発達を理解するためのヒントになりうる。

　では、脳はどのようなステップを経て「脳となる」のであろうか？　まず、胎児の中の未分化な細胞の一群が、遺伝子からの指令によって、神経細胞へと変化する。さらに、分裂、分化、移動を繰り返す。その神経細胞の集合体は、分厚い神経のかたまりとなり、神経管へと形を変え、やがて脳の形態をとるようになる。こうしてできた脳は膨大な数の神経細胞の集合体と言えるが、その神経細胞の一つひとつを見ると、1本の長い枝（軸索）と多数の短い枝（樹状突起）が伸びている（図2-2）。そして、枝同士が接続して、神経細胞同士が連結した神経ネットワークが形成されている。長い枝の先端、すなわち、神経終末と次の神経細胞が接続する場所は「シナプス」と呼ばれる。そこでは、電気的信号が神経伝達物質の分泌を促し、それが次の神経細胞に到達することによって情報が伝えられる。したがって、神経細胞か

ら神経細胞へ情報を伝えるための最も重要なポイントがシナプスである。

遺伝要因と環境要因は、この脳の発達にはどのように関わるのであろうか？　まず、未分化な細胞が多数の神経細胞へ変化するのは遺伝子からの指令による。このステップでは遺伝子の影響が大きいが、環境要因（例えば、胎児期にさらされる化学物質）がエピジェネティクスを介して影響を及ぼすこともありうる。

次にシナプスによって神経細胞同士が接続する、すなわち、ネットワークが作られる過程でも、主に遺伝子からの情報がもとになる。しかし、より効率的なネットワークとして完成するためには、環境からの刺激も重要である。生後1歳頃にシナプスの数は最も多くなるが、あまりにも多いため、そのままでは効率的に機能しなくなる。そこで、環境からの刺激の有無により、使われるシナプスが残され、使われないシナプスは失われる。「刈り込み」と呼ばれるプロセスである。

一例として、生まれてから一定期間、視覚刺激がまったくない場合には、視力に関連するシナプスが失われ、視力の障害をきたすことが知られている。視覚的な刺激以外にも、聴覚（音を聞く）、嗅覚（におい）、触覚（触る）などさまざまな刺激があり、乳幼児は生活の中でそれらを外部から受け取っているので、それらの刺激の有無によって「刈り込み」が進められている。したがって、この時期に環境から受け取る刺激は、神経ネットワークの成熟にとってきわめて重要である。

このように、脳の発達には、遺伝子からの情報が重要な役割を果たすが、環境要因も「エピジェネティクス」や「刈り込み」というメカニズムを介して大きな影響を与えている。すなわち、脳の発達は、ダイナミックな遺伝環境相互作用によってもたらされると言えるだろう。脳の発達にとっては、"生まれ"も"育ち"も大切なのである。

5. 多因子遺伝疾患と多因子遺伝形質

遺伝病にはいくつかのタイプがある。代表的なものは、1つの遺伝子の異

常によるもので、いわゆる「メンデル型遺伝病」である。1つの遺伝子の変異によって発病し、環境要因は発病に関与しない。そして、その遺伝子構造を変える方法がないため、治らない病気として一生治療を継続する必要がある。以前は、遺伝病と言えばこのようなメンデル型遺伝病を指すことが多かった。

最近はもう一つのタイプ、「多因子遺伝疾患」が注目されるようになってきた。多数の遺伝子とさまざまな環境要因の相互作用によって発病する疾患で、高血圧、肥満、虚血性心疾患、糖尿病、喘息、統合失調症など、実に多くの疾患がこの多因子遺伝疾患というタイプである。

遺伝子が関係しているという点では多因子遺伝疾患もメンデル型遺伝病も同じであるが、この2つの疾患の発病における遺伝子の役割は大きく異なる。メンデル型遺伝病の場合には、病気と1対1で対応する遺伝子が存在し、その遺伝子の役割は決定的である。一方、多因子遺伝疾患の場合には、多数の遺伝子が関連し、一つひとつの遺伝子の役割はわずかである。それらの多数の遺伝子が決めるのは疾患へのかかりやすさだけであり、実際に発病するかどうかは環境要因にも左右される。

また、臨床症状に関しては、メンデル型遺伝病では「症状がある」「無症状」という二者択一の考え方で整理できるが、多因子遺伝疾患ではその考え方では整理しにくい。なぜなら、多くの多因子遺伝疾患の場合、はっきり病気とも健康とも言い切れない境界域の人が存在し、そのうえ重症度の異なる患者がいるからである。高血圧を例にとるならば、正常血圧、正常高値血圧、軽度高血圧、中等度高血圧、重度高血圧と、細かく分類する必要がある。生活を節制することにより診断名が変更される場合もある。重度高血圧が中等度高血圧に、軽度高血圧が正常高値血圧に、という具合である。したがって、一生治らない、もしくは症状が変化しないという決定論的な考え方は、大部分の多因子遺伝疾患に関しては当てはまらない。遺伝要因と環境要因がダイナミックに影響を及ぼし合いながら、刻々とその症状を変化させ、診断名さえ変わることが少なくないのである。

知的発達症に関して言えば、特定の原因が明らかなタイプ（病理群、第1章

Ⅲ節）は多因子遺伝疾患ではなく、メンデル型遺伝病やその他のさまざまな病気・要因が原因である。一方、特定の原因をもたないタイプは生理群と呼ばれ、多因子遺伝疾患と考えられる。生理群では軽度の遅れの場合が多く、社会生活上の困難が生じていない場合には診断名は必要なく、発達の多様性と捉えることができる。なお、人それぞれの特徴、例えば身長や知能なども、多数の遺伝子とさまざまな環境要因の影響を受けるので「多因子遺伝」あるいは「多因子遺伝形質」と呼ばれる。遺伝要因と環境要因の影響に関しては、多因子遺伝疾患と同じ考え方で理解することができる。つまり、遺伝要因と環境要因がダイナミックに影響を及ぼし合いながら、その特徴を形作っていくのである。

6. おわりに —— 遺伝と環境の正しい理解

　遺伝と環境に関して、人々には2通りの考え方があった。一つは「どの子も努力すればできるようになる」「どの子にも無限の可能性がある」という環境決定論、もう一つは「遺伝的なものは変えられない」「遺伝の影響からは逃げられない」という遺伝決定論である。この両極端な考え方が、発達障害児に限らず、子どもたちを苦しめてきたのではないだろうか?

　近年のエピジェネティクスの研究によって、遺伝的な特性であっても変化する部分があることが明らかとなり「遺伝的なものは変えられない」という遺伝決定論は否定された。しかし、遺伝要因の影響が強いもの（生まれつきの特徴）は一般的に変化しにくく、努力さえすれば完全に克服できるというものではない。なかなか変化しないところは、多様性の一つとして周囲が受け入れる必要がある。しかしながら、親（養育者）は目に見えやすい"能力"に着目しやすい。それは、親だけの問題ではなく、その周囲の人々も同様である。例えば、言葉の発達に遅れがある時、ほとんどの親はそれを心配しているが、さらに祖父母、保健師、保育士などがその遅れを何度も指摘して、親の不安をいっそう強くしている場合がある。その背景には社会

全体の能力至上主義があるかもしれない。もちろん言葉の発達を促すためにさまざまな経験を積ませることはよいことではあるが、能力的な領域のみに目を奪われると、親も子どもも追い込まれる。その結果、幼児期の最も重要なことがおろそかになる恐れがある。それは、基本的な信頼感を獲得し、安定した愛着を形成することである。そして、それがうまくいくかどうかは、成育環境によって決まる。

　近年の社会や家族制度の変化によって精神的にゆとりがない母親（養育者）が増えてきており、現在は育児が困難な時代と言われている。そのため、定型発達の幼児でも健全な愛着形成が難しくなっている可能性があり、発達に偏りがある場合にはさらに困難さが増すと考えられる。例えば、コミュニケーション障害や感覚過敏によって関わり方が難しくなり、親（養育者）の不調が子どもの情緒的不安定さを招き、そのことが親のストレスを大きくするという悪循環に陥ることが少なくない。

　ところが、早期診断の重要性が唱えられてきたためか、発達障害の徴候ばかりに着目している支援者がいる。しかし、もっと注意深く観察しなければならないことは、親（養育者）と子の精神状態や関係性と思われる。そして、最初に行うべきサポートは、親子が笑顔で日々を過ごせるように支援し、安定的な愛着形成を促すことだろう。生まれつきの特性については、日常生活での対応を工夫し、むきになってその特性をなくそうとする必要はない。親子の気持ちが安定してから、発達の偏り（遺伝要因が大きい）に対してじっくり取り組みたい。長い間にわたって適切な成育環境を維持できれば、生まれつきの特性も少しずつは変化するからである。

文献

〈1〉　久保田健夫他「エピジェネティクスのオーバービュー」『脳と発達』41巻、203-207頁、2009年
〈2〉　安藤寿康『遺伝と環境の心理学 —— 人間行動遺伝学入門』培風館、2014年
〈3〉　Weaver ICG et al.: Epigenetic programming by maternal behavior. *Nat Nuerosci* 7: 847-854, 2004.

第3章

発達障害の原因 ②
遺伝子研究と遺伝カウンセリング
———— 大橋 圭

> 発達障害の病態に"遺伝"が関与していることがわかっている。現在まで
> に明らかとなった遺伝要因について、また、まだ明らかになっていない遺
> 伝要因について概説する。

Keywords

遺伝、単一遺伝子疾患、多因子遺伝疾患、染色体異常、コピー数多型 (CNV)、
一塩基変異 (SNV)、エピジェネティクス

1. 遺伝とは

　私たち人間の体は約60兆個の細胞からなり、その設計図を「ゲノム」と言
い、DNA(デオキシリボ核酸)という物質でできている。DNAは細胞の中にあ
り、長い鎖のような形態をしている。グアニン(G)、シトシン(C)、アデニ
ン(A)、チミン(T)の4種類の塩基で遺伝情報が書かれ、ヒトのゲノム(すべて
の遺伝情報)は約30億個の塩基で構成されている。DNAの大部分は細胞の中
の核と呼ばれる部分に、ヒストンと呼ばれる円盤状のタンパク質に巻きつ
き、折り畳まれて収納されている。その折り畳まれたDNAの塊を「染色体」
と呼び、ヒトは一つひとつの細胞の中に、父親から引き継いだ23本(常染色
体22本＋性染色体1本)、母親から引き継いだ23本(常染色体22本＋性染色体1本)の
計46本(23対)の染色体をもっている。

図3-1 セントラルドグマ

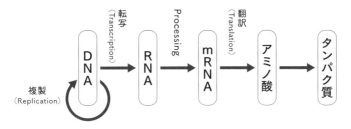

DNAの情報はRNAへ転写され、その後、スプライシングなどの処理が行われてmRNAとなり、アミノ酸へ翻訳、最終的にタンパク質が作られる。これはすべての生き物に共通すると考えられ、「セントラルドグマ」と呼ばれる。

表3-1 ヒトのゲノムの全体像

単位	数・種類	DNA量	たとえ
ゲノム	1	3,000Mb	百科事典
染色体	23本 常染色体22種類＋性染色体2種類	50〜280Mb	巻
遺伝子	約2万2,000個	約1kb〜2.4Mb	章
塩基	4（G、C、A、T）	1b	文字

1M=1,000,000、1k=1,000、b=塩基

　ヒトには約2万2000個の「遺伝子」があるが、個々の遺伝子はDNAでは G、C、A、Tの塩基で構成されている。それぞれの遺伝子の情報をもとに、DNAからmRNA（メッセンジャーRNA）へ転写、mRNAからアミノ酸に翻訳され、タンパク質が作りだされる（セントラルドグマ）。なお、30億個の塩基からなるゲノム全体の中で、遺伝子をコードしている領域は約10%、特にmRNAへ転写される領域は2%程度に過ぎない（図3-1、表3-1）。

　遺伝情報は両親から伝わるが、親から子に伝わる時（精子や卵子が作られる

時)に少しずつ変化が加わるため、同じ両親から生まれたきょうだいも少しずつ違った遺伝情報をもつ。なお、一卵性双生児は1個の精子と1個の卵子が受精した1個の受精卵から2人の個体が産まれるため、まったく同じ遺伝情報をもつのに対し、二卵性双生児やきょうだいではそれぞれ別々の精子と卵子が受精した受精卵から産まれるため遺伝情報の一致率は50%となる。

ヒト個人間でのゲノムの塩基配列の違いは、全ゲノム配列の中の0.1%程度とされている。特定の疾患とは直接的には関連しない塩基の違いを一塩基多型 (Single Nucleotide Polymorphism：SNP) と呼び、その組み合わせにより顔貌、身長、体質、性格などが決まる。なお、ヒトと遺伝学的に最も近い種であるチンパンジーとではゲノム配列の違いは1%強とされている。

2. ASDの遺伝子研究と遺伝カウンセリング

(1) ASDの発症に関わる遺伝要因の強さ

ASDの発症に遺伝要因が関わっているのか否か、また、関わっているのであれば、遺伝要因の強さはどの程度なのか、という点に関して、これまでに多くの研究が行われ、徐々に明らかになってきていることがある。ASD(当時は異なった名称で呼ばれていたが) という疾患が最初に報告された1940～1960年代は、その原因は間違った子育ての方法であり、ASDの発症に遺伝要因はほとんど関係がないと考えられてた[1]。その後、1970年～2000年代になり、ASDの疾患概念が広がり、多くの患者が報告されるようになると、遺伝要因の関連は80～90%程度と環境要因よりも強く関連しているのではないかと報告されるようになった[2][3][4] (図3-2)。

2010年以降に行われた大規模な双生児研究では、ASDの発症に関係する遺伝要因の寄与率は約50%とされている。双生児研究とは、遺伝情報がまったく同じ一卵性双生児と半分の遺伝情報が同じである二卵性双生児と

図3-2　ASDの発症に関与する遺伝要因と環境要因の強さ

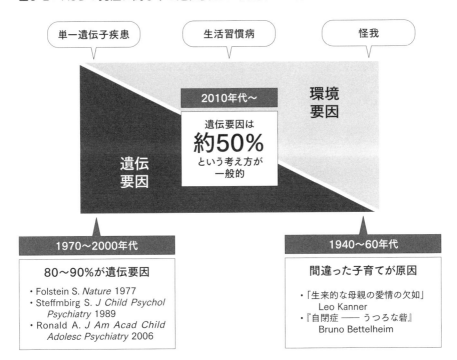

研究の進歩により近年ではASDは遺伝要因が約50%、環境要因が約50%と考えられている。

で、特定の疾病の発症率を比較し、その疾病の遺伝要因を推定する研究である。例えば、1982〜2006年にスウェーデンで生まれた約200万人の子どもを対象としたコホート研究では、ASDの発症に関係する遺伝要因の大きさは49%、ASDの発症のリスクは従兄弟がASDの場合は2.3倍、きょうだいがASDの場合は14.6倍、二卵性双生児がASDの場合は16.9倍、一卵性双生児がASDの場合は116.8倍になると報告されている(5)（図3-3 → P.58）。なお、遺伝要因ではない残りの約50%は環境要因ということになる。未解明な部分も多いが、胎児期の薬物や環境物質への曝露などであり、1940年代に考えられていたような間違った子育ての方法ではないことを書き添えておく。

図3-3 双生児研究で明らかとなったASDの発症のリスク
〈文献5を改変し筆者作成〉

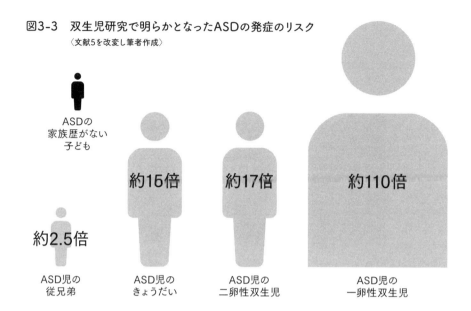

約2.5倍

約15倍

約17倍

約110倍

ASDの
家族歴がない
子ども

ASD児の
従兄弟

ASD児の
きょうだい

ASD児の
二卵性双生児

ASD児の
一卵性双生児

従兄弟、きょうだい、二卵性双生児、一卵性双生児がASDであった場合、それぞれASDの発症リスクは約
2.5倍、約15倍、約17倍、約110倍になるとされている。

(2) ASDの遺伝様式：単一遺伝子疾患 or 多因子遺伝疾患

遺伝要因が関係する疾患は、単一遺伝子疾患（メンデル型遺伝疾患）と多因
子遺伝疾患に分けることができる。単一遺伝子疾患は、ある1つの遺伝子の
異常が発症に決定的な役割を果たす疾患である。例えば、フェニルケトン
尿症はフェニルアラニン水酸化酵素の遺伝子の異常により発症し、その他
の要因の影響はほとんど受けない。一方、多因子遺伝疾患では、複数の遺
伝子が発症に関与し、個々の遺伝子の影響は大きくない。例えば、高血圧
は複数の遺伝素因の積み重ねにより高血圧のリスクが決まり、生活習慣な
どの環境要因が合わさることで発症する（図3-4）。
　ASDはその約30％は後述する染色体の構造異常、コピー数多型（Copy
Number Variation：CNV）、特定の遺伝子の異常などの単一の遺伝要因で説明

図3-4　単一遺伝子疾患と多因子遺伝疾患

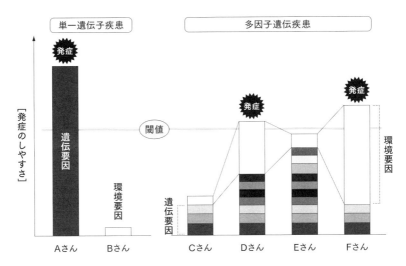

単一遺伝子疾患では1つの遺伝要因のみで閾値を超えるため、この遺伝要因をもっているAさんは他の要因をもっていなくても発症する。一方で、単一遺伝子疾患では環境要因のみで閾値を超えることは一般的にはなくBさんは発症しない。多因子遺伝疾患は複数の遺伝要因と環境要因が積み重なり閾値を超えると発症する。EさんはDさんと比べて遺伝要因は大きいが環境要因が小さいために発症しない。一方でFさんは、遺伝要因はCさんと同じだが環境要因が大きいために発症する。

がつくが、その他の約70%は多因子遺伝疾患であると考えられている（図3-5 → P.60）。すなわち、影響力の小さい遺伝子の変異の積み重ねによりASDの発症の可能性が高まるため、ASDの患者と似通った遺伝情報をもつ（血縁関係が近い）ほど、ASDの発症のリスクが高くなる（図3-3）。

　なお、ASDとADHDのいずれも、その罹患率の高さから"ありふれた疾患（common disease）"であり、弱い効果をもつ頻度の高い遺伝子変異（common variant）を多くもつことで発症リスクが高まるというCDCV（common disease-common variant）仮説で説明できると推察されている。一方で、後述する近年の次世代シークエンサーを用いたエクソーム解析による家系研究から、ASDやADHDのような多因子遺伝疾患が比較的強い効果をもつ稀な変異（rare variant）で起こるとするCDRV（common disease-rare variant）仮説も提唱され

図3-5　これまでに明らかとなったASDの遺伝要因

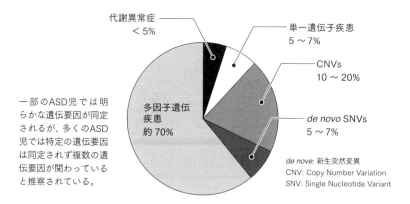

代謝異常症
< 5%

単一遺伝子疾患
5 〜 7%

CNVs
10 〜 20%

de novo SNVs
5 〜 7%

多因子遺伝
疾患
約70%

一部のASD児では明らかな遺伝要因が同定されるが、多くのASD児では特定の遺伝要因は同定されず複数の遺伝要因が関わっていると推察されている。

de nove: 新生突然変異
CNV: Copy Number Variation
SNV: Single Nucleotide Variant

図3-6　common disease-common variant仮説と
　　　common disease-rare variant仮説

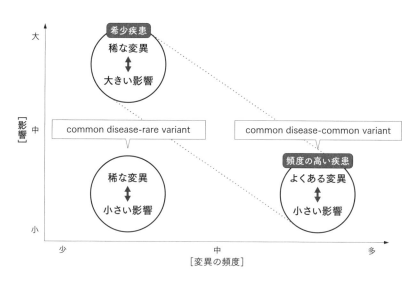

[影響]
大
中
小

希少疾患
稀な変異
⇕
大きい影響

common disease-rare variant

稀な変異
⇕
小さい影響

common disease-common variant

頻度の高い疾患
よくある変異
⇕
小さい影響

少　　　　　中　　　　　多
[変異の頻度]

ASDのような比較的有病率の高い疾患の発症には頻度の高い変異が寄与するというcommon disease-common variant仮説が一般的であった。その後、有病率の高い疾患の発症にも頻度が低い一塩基変異（Single Nucleotide Variant：SNV）やコピー数多型（Copy Number Variation：CNV）が発症に寄与するというcommon disease-rare variant仮説が注目されるようになっている。

ている（図3-6）。

（3）ASDに関連する染色体異常やCNV

　遺伝学的解析は、古典的には細胞遺伝学的手法により染色体を可視化して顕微鏡で同定を行い、必然的に顕微鏡で同定ができるサイズ（約5Mb〜10Mb以上）の染色体異常しか検出ができなかった。ASDの患者では7q21-22、7q31-32、15q11-13、22q11.2（最初の数字は染色体の番号、qは染色体の長腕、それ以降の数字は長腕の中での位置を示す）などの重複／欠失や逆位重複が多く同定されたが、その領域には多くの遺伝子が含まれており、どの遺伝子の重複や欠失がASDの病態に関連があるのかについては判断ができていない。

　その後、マイクロアレイ染色体検査が開発され、特に比較ハイブリダイゼーション（Comparative Genomic Hybridization：CGH）法という手法を使用することにより、数百kbの欠失や重複の同定が可能となった。コピー数多型（CNV）は数kbから数MbのDNA領域が欠失もしくは重複することで、その領域に含まれる遺伝子の異常をきたすことで疾患の原因となる。2446家系の解析を行った研究によると、両親では同定されずASDの患者のみで同定（de novo変異）された102ヵ所のCNVに関して、その領域に含まれる遺伝子のネットワーク解析を行うと、シナプスや転写制御の機能に影響を及ぼす遺伝子が多く含まれていることが明らかとなった。さらに近年では、ASDの患者で多く同定されるCNVを再現したモデルマウスを作成することで、その病態解明に役立てられている。

（4）遺伝研究により明らかとなってきたASDの病態

　ASDの原因や病態を明らかにするため、先述の通り多くの研究が行われて、いくつかの遺伝学的知見は得られていたが、十分な病態の解明には至っていない。2000年代後半に次世代型高速シークエンサー（Next Generation Sequencer：NGS）と呼ばれる、一度に数億〜数十億塩基のDNAを解読するこ

とが可能な装置（従来型では1000〜10万塩基）が開発され、これにより個人あるいは個体ごとにゲノム解読を行うことが可能となった。ASDの遺伝要因を解明するため、このNGSを用いて多くのASDの患者の解析が行われた。

　NGSを用いた遺伝学的解析の多くは、ASDとは診断されていない両親から生まれたASDの患者のいる家族を対象に（トリオ解析）、すべての遺伝子を網羅的に解析し（エクソーム解析もしくは全ゲノム解析）、両親には認められずASDの患者のみに認められる（de novo変異）遺伝学的変化（主に一塩基変異〔Single Nucleotide Variant：SNV〕）を探すことで行う。これまでに、世界中で数千人のASDの患者ならびにその両親を対象とした複数の研究が行われ、ASDの病態に関係すると考えられる遺伝子が徐々に明らかになってきた。それぞれの研究でASDの病態に関連するとされる多くの遺伝子が同定されるが、複数の研究で再現性をもって同定される遺伝子があり、シナプスの構造タンパク質に関連する遺伝子、神経伝達物質の受容体などに関連する遺伝子、転写や翻訳に関連する遺伝子、細胞接着や細胞移動に関連する遺伝子が多く含まれる。個々の遺伝子に関しては、米国シモン財団（Simons Foundation Autism Research Initiative：SFARI）がこれまでの研究結果を統合したデータベースを公開しているので、ご参照いただきたい（https://www.sfari.org）。日本でも、多施設共同研究で262家系のASD患者を対象にエクソーム解析を行い、これまでの研究結果と同様にシナプス機能や転写や翻訳に関連する遺伝子に異常が多く見つかり、ASDの病態が人種を超えて共通していることが示された[7]（図3-7）。

　これまでの研究で、ASDの病態やそれに関連する遺伝子の大枠は明らかとなってきたが、その全容が解明されたわけではない。これまで紹介した遺伝学的解析は血液から抽出したDNAを使用しており、脳でも同様の変化が起きているのか、また、個々の神経細胞でも同様の変化が起きているのか、ということは明らかとなっていない。今後は、神経細胞などを使用した解析を行い、これまでに同定された遺伝子の変異が同じように同定されるかを検証する必要がある。

　また、多くのASDの患者に網羅的に遺伝学的解析を行うことで、ASDの

図3-7　神経細胞とシナプス

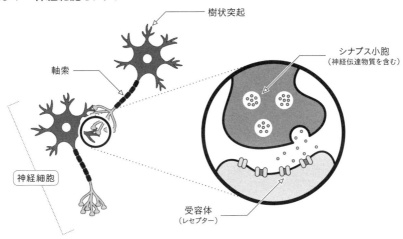

神経細胞と神経細胞の情報の伝達は、軸索→シナプス→樹状突起を介して行われる。軸索を伝わってきた電気信号によりシナプスでは神経伝達物質が放出され、樹状突起にある受容体に結合することで、次の神経細胞へと情報が伝達される。

病態に関連する可能性がある多くの遺伝子が同定されてきた。一方で、これらの遺伝学的解析で同定される遺伝子が本当にASDの発症と関係しているかについて、慎重に見極める必要がある。遺伝研究を行う多くの研究者が使用する遺伝情報に関するデータベースにHuman Gene Mutation Databaseというものがあるが、このデータベースで"autism"と検索すると5000個以上の遺伝子がヒットする。ヒトの遺伝子は上述の通り約2万2000個とされているため、その20%以上に該当する。多くの患者を網羅的に解析することで、本来はASDの病態とは関係しない（もしくは関係が弱い）遺伝子も登録されている可能性があり、その解釈には注意が必要となる。

⑸ 単一遺伝子疾患に伴うASD（症候性ASD）

特定の遺伝子の異常が原因となって発症する疾患（単一遺伝子疾患）の患者

でASDの症状を呈することがあり、症候性ASDと呼ばれていた。2013年に発表されたDSM-5ではASDをサブグループに分類しているが、サブグループに分ける特定用語の一つに"関連する既知の医学的疾患または遺伝子疾患、あるいは環境要因"があり、これまで症候性ASDと呼ばれていた患者はこのサブグループに含まれることになる。

ASD全体の中で症候性ASDの占める頻度は約5%未満と高くない。一方で、例えば*FMR1*の異常により発症する脆弱X症候群では約20%がASDの症状を呈するなど、特定の"既知の遺伝子疾患"ではASDの症状を呈する頻度は高く、各遺伝子疾患でのASD発症リスクは明らかである[8]。これらの遺伝子疾患の患者は、ASDの症状だけでなく複数の身体的特徴や行動的特徴を有することが多い。身体的特徴や行動的特徴からこれらの遺伝子疾患を疑い、遺伝学的検査を行い診断されることが多いが、身体的特徴の少ない患者では、ASDの症状や発達遅滞の原因検索のために遺伝学的検査を行い診断され、身体疾患の検索に役立つこともある。また、近年では、症候性ASDでは特定の遺伝子の変異で高率にASDの症状を呈することから、そのメカニズムを解明することで、ASDの一般的な病態の解明を目指す研究が世界中で行われている(表3-2)。

(6) 臨床現場でのASDの遺伝解析

ASDの遺伝子研究を行う目的は、ASDの病態や原因を解明し予防法や治療法を開発するということだけでなく、個々のASDの患者の診断に役立てることでもある。

筆者らは49人のASDの患者に複数の手法を用いて遺伝学的解析を行い、3人(6.1%)で診断的な意義のあるCNV、2人(4.1%)で診断的な意義のあるSNVを同定し、併せて約10%のASDの患者で遺伝学的に診断が可能であったことを報告した[9](その後の遺伝学的知見の蓄積によりさらに2人〔4.1%〕に診断的な意義のあるSNVが同定された)。世界中で行われてきた多くの研究成果を統合して、2013年に米国臨床遺伝・ゲノム学会(American College of Medical

表3-2　各遺伝子疾患でのASD発症リスク〈文献8を改変し筆者作成〉

疾患	主な原因遺伝子	ASDの有病率* 平均値（95％信頼区間）
脆弱X症候群	*FMR1*	26%（20-31）
結節性硬化症	*TSC1、TSC2*	37%（33-40）
22q11.2欠失症候群	染色体22q11.2の微細欠失	12%（ 6-19）
Cornelia de Lange症候群	*NIPBL*	43%（33-54）
Down症候群	21番染色体のトリソミー	16%（ 9-23）
Angelman症候群	*UBE3A*	35%（24-38）
神経線維腫症1型	染色体17q11.2の微細欠失	16%（ 8-26）
Williams症候群	染色体7q11.23の微細欠失	14%（ 8-21）
Rett症候群	*MECP2*	61%（47-75）
CHARGE症候群	*CHD7*	29%（14-48）
Cohen症候群	*VPS13B*	54%（44-64）
Noonan症候群	*PTPN11、SOS1、RAF1*	9%（ 0-50）

＊ランダム効果統合有病率

Genetics and Genomics：ACMG）が報告したガイドライン[10]では、ASDの患者の10%でCNVが、1～5%でFragile X Messenger Ribonucleoprotein 1（*FMR1*）の異常（脆弱X症候群）、女性の4%でMethyl-CpG Binding Protein 2（*MECP2*）の異常（Rett症候群）、頭囲が2.5SD以上の患者の5%でPhosphatase And Tensin Homolog（*PTEN*）の異常、3%で染色体異常、10%でその他の遺伝子の異常が同定され、合計するとASDの患者の30%前後で原因となる遺伝子変異が同定された。しかし、実際にはASDの病態には非常に多くの遺伝子が関わっているため、個々の遺伝子では診断的な意義のある変異が同定される頻度は高くない。最も頻度が高いとされるChromodomain Helicase DNA Binding Protein 8（*CHD8*）でもASDの患者の中で変異が同定されるのは0.21%、以下、Dual Specificity Tyrosine Phosphorylation Regulated Kinase 1A（*DYRK1A*）0.13%、Sodium Voltage-Gated Channel Alpha Subunit 2（*SCN2A*）

0.13%、AT-Rich Interaction Domain 1B（*ARID1B*）0.13%、Ankyrin 2（*ANK2*）0.13%、Glutamate Ionotropic Receptor NMDA Type Subunit 2B（*GRIN2B*）0.13%、Synaptic Ras GTPase Activating Protein 1（*SYNGAP1*）0.1%、Activity Dependent Neuroprotector Homeobox（*ADNP*）0.1%とされている[11]。

　臨床現場で遺伝解析を行う場合、両親のいずれもASD特性をもっておらず子どものみにその特性がある場合は、両親には認めず子どものみに認められる遺伝子変異（*de novo*変異）を探せばよいため、そこまで難しくはない。しかし、実際の臨床現場では両親のいずれかが診断はされていないもののASDの特性を有している場合は少なくなく、そのような場合では、同定された遺伝子変異が本当にASDに関係があるのか、もしくはASDに関係がないのか、の解釈は慎重に行う必要がある。上述した筆者らの研究でも[9]、健常児のデータベース（ExAC East Asia、HGVD、3.5KJPN）での頻度が1%未満とほとんど認められず、その変異の有害性が高い（CADD score>30）と推測される変異（単一遺伝子疾患ではその原因と判断ができるような変異）が49人中7人（14%）に同定された。しかし、いずれの家系でもASDと診断されていない両親のいずれかに同じ変異が同定されたため、ASDの原因とは判断できなかった。

　実際の臨床現場では、ASDの患者に対する遺伝解析の有用性は限定的と言わざるをえない。その理由は、単一の遺伝子変異でその特性が説明できる患者は限られており、ほとんどの患者では多くの遺伝子が相加的に作用しており、また、その特性を両親のいずれかもしくは両方から引き継いでいるからと考えられる。今後は、個々の患者の特性と個々の変異の関連を緻密に解析を積み重ねていく必要がある。

⑺　エピジェネティクスとASD

　"エピジェネティクス"とは、一塩基変異（SNV）やコピー数多型（CNV）のようなDNA配列の変化ではなく、DNAのメチル化やヒストン蛋白の化学修飾といった機序により、遺伝子の発現（mRNAに転写、アミノ酸に翻訳されて、タンパク質が作られること）が変化することをいう。このエピジェネティクス

図3-8 エピジェネティクスと環境要因

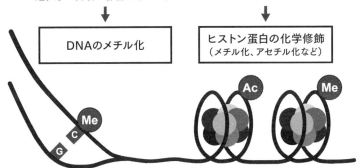

先天的な変化に加えて、さまざまな環境要因により変化が起こり、
遺伝子の発現に影響を与える。

DNAのメチル化

ヒストン蛋白の化学修飾
（メチル化、アセチル化など）

エピジェネティクスはDNAを構成している塩基配列を変えることなく、遺伝子の発現のON・OFFを
制御する。この制御により各細胞はその機能に必要なタンパク質のみを合成することができる。食生
活や汚染物質への曝露などの環境的な要因も、エピゲノムに影響を与えることがわかっている。

の変化は、環境要因からも影響を受けることがわかっており、胎児期や幼
児期の成育環境がエピジェティックな遺伝子発現調節因子の異常を引き
起こし、ASDの発症や重症化につながることが示唆されている。

　抗ストレス作用や社会行動に関与する内分泌物質であるオキシトシンの
受容体の遺伝子（Oxytocin Receptor：*OXTR*）のメチル化による発現低下がASD
と関与していることが報告されている[12]。また、全容は明らかではないが、
シナプス関連遺伝子のエピジェネティックな発現調節の異常によりASD
の病態に関与しているのではないかとも考えられている[13]（図3-8）。

（8）ASDの遺伝カウンセリング

　きょうだいにASDの患者がいる場合、その家族から「弟（もしくは妹）は
ASDになるのか？　それはどれくらいの確率か?」と質問されることは少な
くない。ASDの遺伝カウンセリングを行う場合、① 単一遺伝要因が原因で

ある場合、② 多因子遺伝要因が原因である場合、に分けて考える必要がある。

　単一遺伝要因が原因である場合には、詳細は他書に譲るが、その遺伝形式（顕性〔優性〕遺伝、潜性〔劣性〕遺伝、X連鎖遺伝など）により、理論的再発率が算出可能である。そのためには、家族歴を詳しく聴取し、顔貌や奇形兆候などの有無を詳しく評価し、単一遺伝要因が原因であることが疑われる場合には、染色体検査や各種遺伝子検査を行う必要がある。

　単一遺伝要因が原因と判断できない場合には、多因子遺伝要因が原因であると判断する。その場合では、経験的再発率をもとにASDの患者となるリスクを評価することになる。古典的な自閉症では、きょうだいの経験的再発率は約2%と考えられている。また、その特性をスペクトラムとして捉えるASDでの経験的再発率に関しては研究成果が少ないが、きょうだいの1人がASDと診断されている場合ではその他のきょうだいの経験的再発率は約10%、きょうだいの2人以上がASDと診断されている場合ではその他のきょうだいの経験的再発率は約30%とされている。

　インターネット等で検索すると「遺伝子検査で自閉症がわかります!」といった遺伝子検査ビジネスのサイトが数多くヒットする。しかし、これまで述べてきた通り、ASDの遺伝要因はまだまだわかっていないことが多く残されている。ASDの子どもをもつ家族は多くの不安を抱えており、ASDの遺伝カウンセリングでは科学的にきちんとわかっていることを正確に伝え、患者や家族の不安に寄り添う必要がある。

(9) ASDの遺伝子研究：まとめ

　科学技術の進歩に伴い、さまざまな手法を用いてASDの患者の遺伝解析が積み重ねられてきた。その結果、ASDの発症や病態にはシナプスの構造タンパク質に関連する遺伝子、神経伝達物質の受容体などに関連する遺伝子、転写や翻訳に関連する遺伝子、細胞接着や細胞移動に関連する遺伝子などが関連していることが明らかになった。同定された遺伝子は知的発達症、統合失調症、ADHDとオーバーラップするものも少なくない。今後は、

ローナ・ウィングの三つ組として知られる「社会性の特性」「コミュニケーションの特性」「イマジネーションの特性」のようなASDの本質的な認知特性との関連性の解明が期待される。

3. ADHDの遺伝子研究と遺伝カウンセリング

(1) ADHDの発症に関わる遺伝要因の強さ

ADHDの発症にはASDと同様に、遺伝要因が大きく関与しており、双生児研究等から遺伝要因の影響は発症原因の約76%とされ、ADHDの患者の第一度近親者 (きょうだいや親子) の発症相対リスクは5〜9倍とされている[15]。上述の通り、単一遺伝子疾患とは異なり、多くの疾患感受性遺伝子がある多因子遺伝疾患で、発症には遺伝要因に加えて環境要因などが複雑に関与すると考えられている (図3-9 → P.70)。

(2) ADHDの遺伝解析：関連解析

関連解析とはCDCV (common disease-common variant) 仮説に基づき、非血縁の患者群と健常対照群とを比較し、疾患に関連する多型を遺伝統計学的に検出する方法である。現在では、多くの多因子疾患を対象にヒトゲノム全体を網羅的にカバーする50〜100万個の一塩基多型 (SNP) の頻度と疾患や量的形質との関連を解析するGWAS (genome-wide association study) が行われている。

ADHDに対するGWASは、2008年以降、数百〜千人の患者を対象とした研究が行われたが、いずれの研究でもADHDの診断と有意に関連のあるSNPは同定されなかった。しかし、神経細胞に発現し細胞移動や細胞接着に関連するCadherin Familyの一つであるCadherin13 (*CDH13*) の特定のSNP (rs6565113) がADHDの症状の一部と有意に関連することが報告されている[17]。

図3-9　双生児研究で明らかとなったADHDの発症のリスク
〈文献16を改変し筆者作成〉

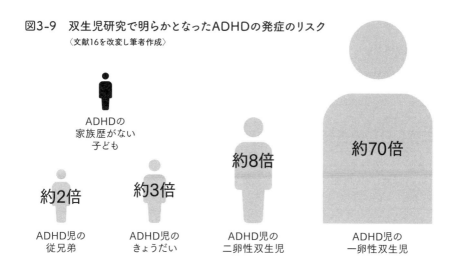

約2倍
ADHD児の
従兄弟

約3倍
ADHD児の
きょうだい

約8倍
ADHD児の
二卵性双生児

約70倍
ADHD児の
一卵性双生児

ADHDの
家族歴がない
子ども

従兄弟、きょうだい、二卵性双生児、一卵性双生児がADHDであった場合、それぞれADHDの発症リスクは約2倍、約3倍、約8倍、約70倍になるとされている。

また、GWASの結果を併せたパスウェイ解析（遺伝子の機能や相互作用に関する情報を用いた解析）では、GWASで強い関連が示された85個の遺伝子のうちの45個が神経突起の伸長に関わる神経発達ネットワークに関与していることが明らかにされている[18]。これまでに行われたGWASでADHDと強い関連が示された遺伝子は、神経突起の伸長、細胞接着、細胞移動などに関連するものが多く、これらがADHDの病態に関与していると考えられている。

(3) ADHDの遺伝解析：CNV解析

ADHDに対するCNV解析は、2010年以降、数百〜千人程度の患者を対象とした研究が行われた。これらの研究によると、Glutamate receptor, metabotropic 5（*GRM5*）、*GRM7*、*GRM8*の欠失や*GRM1*の重複などが多く同定され、約10%のADHD児で神経伝達物質であるグルタミン酸のネットワークが関与していることが報告されている[19]。また、ADHDの患者では一

般集団では1%未満でしか認められないCNVが多く同定され、脳形成に関連する遺伝子、神経細胞のシナプスでのシグナル伝達を制御する遺伝子などのCNVが報告されている。[20]

　CNVを同定するための手法であるマイクロアレイ染色体 (aCGH) 検査が染色体関連疾患の診断補助検査として2021年10月に保険適応となり、今後、多くの患者に行われることが予想される。上述したCNVはADHDとの関連が示唆されている一方で、その病態や発症にどのように関与しているかは明らかではないため、これらのCNVが同定された際はその意義について慎重に判断する必要がある。

（4）遺伝要因と環境要因との相互作用

　ADHDの患者では特定の遺伝要因と特定の環境要因が相互作用を起こす、すなわち特定の遺伝子多型をもっていると環境要因の影響を受けやすい、とされている。例えば、神経伝達物質であるドーパミンに関連するDopamine transporter 1 (*DAT1*) やDopamine Receptor D4 (*DRD4*) に特定の遺伝子多型を有する児では、母親が妊娠中に喫煙することでADHDの症状に影響を受けるが、それ以外の遺伝子多型では喫煙の影響を受けないと報告されている。[21]その他にもLatrophilin3 (*LPHN3*)、*DRD5*、5-Hydroxy tryptamine transporter (*5HTT*)、Cholinergic Receptor Nicotinic Alpha 4 Subunit (*CHRNA4*) などの特定の遺伝子多型と環境要因の関連が報告されている。一方で、それぞれの遺伝子多型と環境要因に相互作用はないとの報告もあり、現時点では一定した結論に至っていない。また、特定の遺伝要因と特定の環境要因に相互作用があるとしても、環境要因の強さや曝露される時期などにより、与える相互作用の強さが変化することが想定される。

（5）ADHDの遺伝子研究：まとめ

　これまでに300個以上の遺伝子がADHDに関連すると報告されているが、

多くの遺伝子は単一の研究での報告にとどまっている。Liら[22]は5個以上の研究で繰り返し関連性が同定された遺伝子は24個で、ADHDに関連する遺伝子として報告された遺伝子の7%のみであったと報告している。ADHDという疾患自体がheterogeneous（異種性が高い）な疾患であるため、特定の遺伝要因を同定するのは困難と予想されるが、一方で、複数の研究で関連性が指摘される遺伝子は、神経突起の伸長、神経細胞の移動、ドーパミンやグルタミン酸などの神経伝達物質に関連する遺伝子であり、ADHDで想定されている病態に合致した機能を有している。今後は遺伝子と疾患との関連だけでなく、それぞれの遺伝子と脳機能との関連の解析が必要となるだろう。

4. まとめ

これまで紹介してきたように、発達障害に関与する遺伝要因は、非常に多くの遺伝子が非常に複雑に作用し合っていることが想定されている。ASDやADHDといった発達障害は、いずれも患者ごとにその症状は千差万別で、heterogeneousな疾患である。今後は、「ASDの原因遺伝子」や「ADHDの原因遺伝子」といった考えではなく、「○○という認知特性に関連する遺伝子」や「△△という脳機能の特性に関連する遺伝子」といった解析を行い、その認知特性や脳機能の特性の集合体としてASDやADHDといった発達障害を考える必要がある。

文献

〈1〉　Kanner L: Autistic disturbances of affective contact. *Nerv Child* 2: 217-250, 1943.

〈2〉　Folstein S et al.: Genetic influences and infantile autism. *Nature* 265: 726-728, 1977.

〈3〉　Bailey A et al.: Autism as a strongly genetic disorder: evidence from a British twin study. *Psychol Med* 25: 63-77, 1995.

〈4〉　Lichtenstein P et al.: The genetics of autism spectrum disorders and related neuropsychiatric disorders in childhood. *Am J Psychiatry* 167: 1357-1363, 2010.

〈5〉　Sandin S et al.: The familial risk of autism. *JAMA* 311: 1770-1777, 2014.

〈6〉　Pinto D et al.: Convergence of genes and cellular pathways dysregulated in autism spectrum disorders. *Am J Hum Genet* 94: 677-694, 2014.

〈7〉　Takata A et al.: Integrative Analyses of De Novo Mutations Provide Deeper Biological Insights into Autism Spectrum Disorder. *Cell Rep* 22: 734-747, 2018.

〈8〉　Richards C et al.: Prevalence of autism spectrum disorder phenomenology in genetic disorders: a systematic review and meta-analysis. *Lancet Psychiatry* 2: 909-916, 2015.

〈9〉　Ohashi K et al.: Comprehensive Genetic Analysis of Non-syndromic Autism Spectrum Disorder in Clinical Settings. *J Autism Dev Disord* 51: 4655-4662, 2021.

〈10〉　Schaefer GB et al.: Clinical genetics evaluation in identifying the etiology of autism spectrum disorders: 2013 guideline revisions. *Genet Med* 15: 399-407, 2013.

〈11〉　Vorstman JAS et al.: Autism genetics: opportunities and challenges for clinical translation. *Nat Rev Genet* 18: 362-376, 2017.

〈12〉　Gregory SG et al: Genomic and epigenetic evidence for oxytocin receptor deficiency in autism. *BMC Med* 7: 62, 2009.

〈13〉　Sultan FA et al.: Epigenetic mechanisms in memory and synaptic function. *Epigenomics* 3: 157-181, 2011.

〈14〉　Thapar A et al.: What have we learnt about the causes of ADHD? *J Child Psychol Psychiatry* 54: 3-16, 2013.

〈15〉　Faraone SV et al.: Toward guidelines for pedigree selection in genetic studies of attention deficit hyperactivity disorder. *Genet Epidemiol* 18: 1-16, 2000.

〈16〉　Faraone SV et al.: Genetics of attention deficit hyperactivity disorder. *Mol Psychiatry* 24: 562-575, 2019.

〈17〉　Lasky-Su J et al.: Genome-wide association scan of quantitative traits for attention deficit hyperactivity disorder identifies novel association and confirm candidate gene associations. *Am J Med Genet B Neuropsychiatr Genet* 147B: 1345-1354, 2008.

〈18〉　Poelmans G et al.: Integrated genome-wide association study findings: identification of a neurodevelopmental network for attention deficit hyperactivity disorder. *Am J Psychiatry* 168: 365-377, 2011.

〈19〉　Gizer IR et al.: Candidate gene studies of ADHD: a meta-analytic review. *Hum Genet* 126: 51-90, 2009.

〈20〉　Elia J et al.: Genome-wide copy number variation study associates metabotropic glutamate receptor gene networks with attention deficit hyperactivity disorder. *Nat Genet* 44: 78-84, 2011.

〈21〉　Neuman RJ et al.: Prenatal smoking exposure and dopaminergic genotypes interact to cause a severe ADHD subtype. *Biol Psychiatry* 61: 1320-1328, 2007.

〈22〉　Li Z et al.: Molecular genetic studies of ADHD and its candidate genes: A review. *Psychiatry Res* 219: 10-24, 2014.

第4章

発達障害の原因 ③
環境要因

鷲見 聡

I 間違った環境要因説からの教訓

> 環境要因は子どもたちの発達にとって重要であるが、自閉症心因論などの
> 間違った環境要因説が繰り返し唱えられてきた。間違いを回顧して、教訓
> として活かしたい。

Keywords

自閉症心因論、ブルーノ・ベッテルハイム、冷蔵庫マザー、反心因論、自閉
症脳障害説、MMRワクチン説、自閉症水銀説、水銀キレート療法

1. 環境要因を論じる前に

　最近の生活環境の変化には著しいものがある。子どもたちの発達にも影
響を及ぼしている可能性は高く、環境要因である生活環境の検討は非常に
重要である。ただ、その一方で自閉症については誤った環境要因説が繰り
返し唱えられてきた。例えば、自閉症心因論である。1960年代から70年代
にかけて世界中を席捲した「自閉症の原因は親の育て方による」という考
えは、のちに否定されたものの、心因論的な考え方は今でも残存している。
それ以外にも、科学的根拠がない環境要因説（特定の化学物質説）が唱えられ

てきた。MMRワクチン説や自閉症水銀説などで、それらの環境要因説は当事者や家族に大きな混乱をもたらしてきた。以上のような背景があるために、現在において発達障害児への環境要因の影響を論じる際に、間違った環境要因説への加担と誤解される恐れが生じている。

　しかしながら、さまざまな環境要因が発達に影響を与えていることは否定しようがない。例えば、身体の発育は、遺伝的影響のほかに、栄養や運動、睡眠などの生活環境の影響を受ける。精神の発達についても、持って生まれた個々の特徴に加えて、その後どのような経験を積むかによって変化しうる。発達のいずれの領域を考える場合にも、環境要因の影響を無視することはできないのである。したがって、発達障害を考える場合にも、環境要因からの影響を無視することはできない。そこで、これから環境要因について考える際は、これまでに唱えられてきた誤った環境要因説を教訓としつつ、正しい議論を推し進めてゆく必要があるだろう。そこでまず、これまでの間違った環境要因説について回顧したい。

2. 自閉症心因論

⑴ 自閉症心因論の時代

　自閉症の最初の報告は、1943年のレオ・カナーの報告である。その中で、自閉症児の家族には特有のパーソナリティ、すなわち、知的能力が高く、冷淡で、感情的な交流は乏しい場合があることが報告された。カナー自身は、自閉症の原因は親の育て方にあるとは考えていなかったが、やがて、両親の冷淡さ、すなわち、両親の接し方の問題が一人歩きを始めた。

　当時のアメリカは、ジークムント・フロイトにより提唱された精神分析療法が隆盛を誇っており、精神症状には必ずそれに遡って原因となる心的外傷が存在すると信じられていた。そして、心的外傷へのアプローチこそが、精神疾患の最も重要な治療と考えられていた。その考え方に基づき、「自

閉症児は親に拒否されたために自分の殻に閉じこもってしまった子どもた ち」と精神分析の専門家たちは解釈した。そして、拒否や攻撃をされたの だから、その裏返しの受容、すなわち、彼らを全面的に受け入れて彼らの 心を開くことが最重要であると考えた。もちろん、現在の知見からは間違っ た解釈であるが、当時は世界中の数多くの専門家がこの考え方を信じてい たのである。そして、この心因論に基づいた治療が行われるようになった。

　最も有名な自閉症心因論者は、ユダヤ人の教育心理学者ブルーノ・ベッ テルハイムである。「親の拒否的な態度、すなわち冷たい冷蔵庫のような心 をもった親の養育によって、子どもが周囲に対して心を閉ざしてしまうの が自閉症である」とベッテルハイムは主張し、自閉症児の母親を、冷たく 拒否的な「冷蔵庫マザー」と呼んだ。治療に関しては、彼が原因と考えた母 親たちから子どもたちを引き離し、寄宿制の学校に入れて絶対受容という 独自の治療的教育を試みた。絶対受容とは、「よほどのことがない限り指示 や命令はしない、子どもの要求を可能な限り受け容れる」という発想の心 理療法(?)で、スタッフに抱かれたままの状態での排尿・排便を許し、その まま入浴するという働きかけまで行われた。そして、現在の知見からは考 えられないことだが、その方法には大きな効果があったと大々的な宣伝が 行われた。

　このベッテルハイムの極端な心理療法は、彼自身のナチス強制収容所の 体験に基づく。強制収容所の極限の状況下の人々と同じような心的外傷を 子どもたちが負い、心を閉ざすことこそが自閉症の根本原因であると考 えた。そして、心的外傷の原因は親にあると決めつけ、自閉症児の親を激 しく非難するに至った。この主張は世界的に受け入れられ、世界中の自閉 症の親たちが"冷たい"養育態度に反省を迫られ、子どもの心を開くために、 決して怒らない、規制しないことを指導されたのである。

　特に日本では、ベッテルハイムの著書『自閉症・うつろな砦』^{〈1〉}が広く読ま れ、多くの専門家、そして家族までもがその誤った説を信じざるをえない 状況が生まれた。自閉症の親の会全国協議会(日本自閉症協会の前身)の機関誌 の当時のタイトルは「心を開く」であった。当時の自閉症児の親たちは、誤っ

た説を真に受け、心を閉ざしてしまった子どもたちの心を開かせようと懸命な努力を行ったのである。しかしながら、自閉症の原因は親の冷淡な態度ではないので、ベッテルハイムの心理療法により自閉症が治ることは決してなかった。そして、逆にしつけの機会を奪われたことによるマイナス面が子どもたちに残されたのである。自閉症心因論が隆盛だったこの時代は、親たちの多くは自責の念、罪悪感、自信喪失に悩まされ、子どもたちには誤った心因論に基づく療育が施され、当事者や家族にとっては耐えがたき苦難の時代であった。

（2）自閉症心因論の反動

　間違った自閉症心因論を排除するために、反心因論の運動が世界中で行われた。特にわが国では心因論の影響が強かったため、それに対する運動も活発に行う必要に迫られた。反心因論の運動では「親の育て方に目を向ける研究は誤った心因論であり、親たちを責めることになるこのような心因論は二度と繰り返してはならない」という内容が語られ、1980年代には、自閉症の心理的要因に関して議論することさえも憚られる雰囲気になっていた。
　しかし、反心因論的発想があまりにも極端すぎると、それによる弊害も生じてくる。自閉症の原因が親のせいではないとアピールするために、「自閉症は生まれつきの脳障害である」と強調された時期がある。しかし、この「脳障害」という説明にはマイナス面があった。「障害」という用語には、固定的で改善が望めないというニュアンスが含まれるため、必要以上に家族が悲観的になる場合がある。たしかに、一部の特殊な脳疾患による自閉症の場合には、生まれつき脳に決定的なダメージを受けており、生まれつきの脳障害という表現も当てはまる。しかし、多くの自閉症児（ASD児）の場合には成長とともに改善する部分も有している。
　その後、「脳障害」という用語に代わって「生まれつきの脳機能障害」という表現が次第に用いられるようになったが、この表現に筆者は疑問をもっ

ている。まず、そもそも脳機能とは生まれつき決まっているのだろうか？すべての子どもにおいて、脳機能は、遺伝的要因と環境要因とのダイナミックな関わりの中で成長とともに大きく変化していく。生まれた時点において、脳機能がすべて決まっているという捉え方は、神経科学の視点からは間違いなのである。脳に決定的なダメージを与える、特殊な脳疾患がある場合を除いて、大部分の自閉症児（ASD児）の脳機能は、年齢とともに発達していくのである。

　また、発達障害児のサポートの視点からも、精神的な安定を保つための成育環境が重要であることは言うまでもない。ところが現在でも、成育環境の議論を行うことに対して、「自閉症心因論の再燃」と誤解して、拒否的反応を示す専門家がいる。例えば「長時間テレビを視聴したために自閉的な症状を示した」という報告が出されたのに対して、「テレビによって自閉症が発症するというのはデタラメな説」という短絡的な反応も多くみられた。あの間違った心因論に通じるものは許しがたい、という捉え方である。たしかに、テレビ視聴のみで自閉症状が生ずるとするエビデンスは不十分だが、もともと自閉的な特徴をもつ幼児が長時間テレビ視聴をした場合に、その特徴が強くなる可能性は否定できない。したがって、テレビ視聴原因説に関しても、冷静かつ客観的な議論と、科学的調査を行うべきである。

　滝川は「障害者やその家族を偏見から護るのに別の偏った論をもってするのは、結局は現実をゆがめないだろうか(2)」と、先天的な脳障害説を強く批判してきた。事実によって護られなければ、ほんとうに護られたことにはならないからである。

(3) 心因論は今も残存しているか？

　わが国では、間違った心因論はいまだに信じられているのだろうか？教育界などには自閉症心因論の影響がまだ残存しているように感じられる。例えば、今でも残る「自閉症・情緒障害学級」という呼び名は、心因論が隆盛だった時代の名残りと思われる。また、心理系の大学や研究室では、自

閉症・発達障害をテーマとして熱心な研究を行ってきた歴史があるが、生物学系の研究室では、比較的最近になってから自閉症研究に着手した。医学書でさえ、10年ほど前までは自閉症を情緒障害や心理的疾患に含めていたことが少なくなかった。

　2012年には、ある地方自治体で、心因論の流れをくむ「家庭教育支援条例」が検討される事態が生じた。この条例案には「乳幼児期の愛着形成の不足が軽度発達障害またはそれに似た症状を誘発する大きな要因である」「わが国の伝統的子育てによって発達障害は予防、防止できるものであり、こうした子育ての知恵を学習する機会を親およびこれから親になる人に提供する」と記載されていた。すなわち、発達障害の原因は乳幼児期の子育て方法の間違いであるとの発想による条例案であった。この案は多方面からの抗議によって廃案となったが、多くの科学的調査によって否定されたはずの心因論が今なお燻っていることを痛感させられた出来事であった。間違った心因論が再燃しないように、今後も十分に注意を払わなければならない。

3. MMRワクチン説

　予防接種の一つ、MMRワクチンが自閉症発症に関与するという仮説が、20年ほど前に大きな話題となった。この仮説は、1998年にイギリスのウェークフィールドらが「MMRワクチンは自閉症や炎症性腸炎と関連がある」と報告したことから始まる[3]。一流と言われていた医学雑誌*Lancet*に掲載されたため、大きな反響を呼び起こした。炎症性腸炎の子ども12人を調べたところ8人にMMRワクチンの接種歴があり、接種した時期に自閉的な症状が出現したという報告であったが、ワクチン接種と自閉症発症との因果関係を示す根拠は何もなかった。つまり、ワクチン以外の原因によって自閉的症状が出現した時期に、偶然ワクチン接種を行った可能性があった。

ワクチン接種の影響を明らかにするには、接種を受けた子どもの集団と、受けていない集団を比較検討することが一般的である。ところが、ウェークフィールドらの報告は、少人数の子どもたちにおいて予防接種後に自閉的症状が目立ってきたというエピソードを示したのみであった。ワクチンが、どのような経路を介して、脳のどこに影響を及ぼし、いかに自閉的症状を発現したかなど、症状発現のメカニズムについてもまったく説明がなく、仮説というよりも、仮説の前段階の推論とでもいうべきレベルであった。

　この仮説に対して、公衆衛生学の専門家であるウォルカーは「非科学的で、科学雑誌に掲載するのに値しない」という厳しい意見をただちに*Lancet*誌上に発表した〈4〉。一方、イギリスのマスコミはその仮説を肯定的に報道した。その結果、多くの自閉症児の家族が、MMRワクチン接種の副作用によって発症したと誤解し、ワクチン接種について訴訟に訴える事態まで生じた。また、これからワクチンを接種する予定であった子どもたちが予防接種を躊躇したため、感染症予防事業にも大きな混乱を生じた。

　その後、MMRワクチン接種と自閉症の発生とは無関係であるという研究結果が、数多く報告された。その中の一つは、わが国の本田の調査である〈5〉。MMRワクチン接種を1992年に中止した横浜市において、自閉症発生率の推移を調査したところ、ワクチン接種中止にもかかわらず、自閉症の発生率は、逆に増加したという結果が得られた。そのほかにも、ワクチン接種と自閉症とは無関係であるとの論文が多数報告され、イギリスの保健医療機関などが「MMRワクチン接種と自閉症の発生とは無関係である」という内容の声明を相次いで出した。*Lancet*の編集部もウェークフィールドらの仮説が間違いであったことを認め、「MMRワクチンの教訓（The lessons of MMR）」という論説を掲載した〈6〉。編集部はその研究の問題点を指摘していたが、それを採用した*Lancet*誌側にも混乱を引き起こした責任がある。一流と言われていた医学雑誌が掲載したことで、より多くの一般の人々が、根拠のある説と勘違いをしてしまったからである。

4. 自閉症水銀説

　MMRワクチン説による混乱は、主にイギリス国内だったが、その後、世界的な大混乱を引き起こす別の仮説が提唱された。2001年にベルナードらのグループによって主張された「自閉症水銀説」である。ベルナードのグループは、① 自閉症の症状と水銀中毒症状とは類似している、② 自閉症児の毛髪中の水銀濃度は高い、③ MMRワクチンに防腐剤として含まれていた水銀化合物チメロサールも自閉症に関与している（なお、その後チメロサールは使用されなくなった）、④ 体内の水銀を排出する水銀キレート療法が自閉症に有効である、という間違った主張を大々的に展開した。ネルソンは、ベルナードらの仮説の根拠一つひとつを文献的に検討し、それらが正しくないことを*Pediatrics*（アメリカ小児科学会雑誌）に発表した。ほかの臨床家、研究者からもベルナードらの説に対する否定的意見が相次いで報告された。

　一般の医療機関では、科学的根拠がない水銀キレート療法は行われなかったが、体内の水銀濃度を測定する会社が大々的に宣伝活動を行い、インターネットなどを通じてその情報が世界中に広まった。そして、自閉症児の家族がネット販売されたキレート剤をわが子に内服させるという事態が生じた。

　わが国では、2004年3月に「自閉症の原因は水銀で、キレート療法によって治る」という内容があるテレビ番組で放送された。放送では「キレート療法によって改善した」と繰り返し述べられたが、科学的根拠があったわけではない。都合のよい部分だけを強調した非常に偏った内容だったが、視聴者が「キレート療法は効果的である」と誤解するような放送であった。実際にはキレート剤は効果がないばかりか、腎機能低下などの強い副作用が出る薬であるが、この放送をきっかけに、わが国でも、一部の自閉症児の家族が水銀キレート療法を行ってしまった。使用した子どもには副作用が出ていた可能性があるが、医療機関での治療ではないため詳細は不明であった。この問題に対し、日本小児神経学会、日本小児精神神経学会、日本

小児心身医学会の3学会は、「自閉症における水銀・チメロサールの関与に関する声明」という共同声明を2004年6月に発表し、自閉症水銀説は根拠がないことと水銀キレート療法には効果がないことを訴えた。(9)しかしながら、テレビ放送は視聴人数が多いため、誤った情報が一気に広まり、大きな混乱を引き起こしたのである。

5. 間違った環境要因説からの教訓

(1) 両極論からの脱却

　自閉症の原因に関して間違った環境要因説が度々唱えられ、混乱を招いてきた。かつての自閉症心因論をそのまま信じている人は今はいないと思われるが、それでも、「家庭教育支援条例」のように、少し形を変えた成育環境説がいまだに残存しているようである。また、心因論に反論するために唱えられ続けてきた先天的障害という説が別の弊害を生んでいる。親の育て方、成育環境は自閉症（ASD）の根本的原因ではないが、自閉症児の成長を促し、適応を改善するためには、その特性に合わせた育児や教育が必要である。すべて先天的に決定しているという決定論的な先天的な障害説は、発達して適応する可能性まで否定しているように受け取られやすい。しかし、実際に子どもたちの成長に影響を与えるものは、先天的要因（主に遺伝要因）のみでも、成育環境だけでもない。それら両方はダイナミックに絡み合いながら、成長に影響を及ぼしているのである。したがって、自閉症心因論が極端すぎるのと同様に、その正反対の先天的な障害と一言で片づける考え方も極端すぎる説と言える。

　ところがわが国では、この2つの両極端な説のいずれかに囚われている人が今でも少なくないように感じられる。例えば、発達に関して論ずる場合や研究を行う場合には、成育環境（環境要因）のみ、あるいは、先天的要因（遺伝要因）のみに焦点を当てている場合が多い。しかし、すべての子どもの発

達には、先天的要因と成育環境の両方が常に関与している。発達支援の視点からも、生まれつきの特性を理解することと、適切な成育環境を与えることの両方が重要であることは言うまでもない。"生まれ"と"育ち"の両方が重要であることを大前提としながら、子どもたちの発達に関する議論を行うことが今必要である。

　また、環境要因の議論の際には、母親や家族が非難されてきた経緯がある。しかし、社会全体の動向が家庭生活に大きな影響を与え、その結果として子どもたちの成育環境に変化が生じてきたのである。子育てに戸惑っている母親や家族は支援すべき対象であって、非難するべき対象ではない。

(2) 根拠のある仮説と、ない仮説との区別

　自閉症のMMRワクチン説と水銀説は、科学的な根拠がないにもかかわらず、それらに関する情報が一気に拡散し、当事者・家族に大混乱をもたらした。このような混乱が生じた背景には、発達障害の原因に関するエビデンスを得ることが難しいことが挙げられる。エビデンスが少ないため、間違った説を即座に否定することが困難なのである。

　発達に関連するエビデンスを得ることが難しい理由は、いくつか考えられる。まず、きわめて多くの要因が子どもたちの発達に関与していることが挙げられる。さまざまな要因が複雑に絡み合いながら発達に影響を及ぼしているため、調べたい要因のみを抜き出して測定することは困難なのである。

　また、発達に関する比較対象研究を実施しにくいことも、エビデンスを得ることが難しい一因である。比較対象研究は一般の医学研究でよく用いられる手法で、調べたい要因の有無によって2つのグループを設定する方法である。例えば、薬剤の効果を調べる場合、片方の集団には本物の薬を与え、もう片方には薬理効果のない偽薬を与えて、2グループ間の違いをみる。薬剤の効果は一時的であるため、いずれのグループに属してもデメリットはほとんどない。ところが、発達研究において、発達支援を行うグ

ループと、行わないグループに分けて比較することは倫理的に問題が生じる。発達支援を行わない場合に、子どもたちに取り返しのつかない発達上の問題が生じる可能性があるためである。

　科学的なエビデンスを得ることが困難な理由は、ほかにもある。発達評価の難しさである。例えば、生化学的検査などの生物学的な検査の場合には、精密な機械による測定が可能である。しかし、発達の評価には、どうしても観察者の主観的な評価が入りやすい。しかも、子どもたちは長期間にわたって成長、発達していくので、長期間に及ぶフォローアップが必要である。もし、最終目標を社会適応とするならば、幼児期から成人期まで観察し続ける必要がある。

　また、治療や訓練を行った場合には、それと無関係に改善した場合でも「その効果と思いたい」という家族や訓練担当者の思いによって、過剰に効果があると判断する傾向があるように思われる。例えば、実際には効果のない水銀キレート療法であっても、偶然その時期に発語がみられたならば、その効果と解釈する恐れがある。

　以上のようないくつかの理由により、子どもたちの発達は、科学的根拠を得ることが難しい領域である。その結果、誤った説が次から次へと生まれやすく、また、誤った説でも即座に否定することが困難なのである。

　ただし、仮説を提唱すること自体は悪いことではなく、意義のあるものである。なぜなら、未解明な領域を探究する場合には、まず仮説を立てて、次にそれを証明するための研究に着手するという手順を踏むからである。問題なのは、「根拠の不十分な仮説」を「科学的根拠に基づく説」と取り違えることである。

　現在、発達障害に関しては特にさまざまな情報が氾濫している。インターネット等を介して、根拠のないものさえも一般の人々の目に触れやすくなってきた。それぞれの情報や仮説が、根拠のない仮説か、すでに科学的根拠があるものかを正しく理解できるように、専門家は正しい情報の発信に努める必要がある。

　また、新説が提唱された場合にも、まずは鵜呑みにせず、それに関する

別グループからの報告を待つべきと思われる。次から次へ提唱される新説を信じ込むと、それが否定される度に右往左往することになりかねない。複数の研究結果が出てから判断するようにすれば、MMRワクチン説のような混乱を避けられるはずである。

文献

〈1〉　B・ベッテルハイム（黒丸正四郎 他＝訳）『自閉症・うつろな砦』みすず書房、1973年（絶版）

〈2〉　滝川一廣「発達障害再考 —— 診断と脳障害論をめぐって」『そだちの科学』8号、9-16頁、2007年

〈3〉　Wakefield AJ et al.: Ileal-lymphoid-nodular hyperplasia, non-specific colitis, and pervasive developmental disorder in children. *Lancet* 351: 637-641, 1998.

〈4〉　Walker DR: Autism, inflammatory bowel disease, and MMR vaccine. *Lancet* 351: 1355, 1998.

〈5〉　Honda H et al.: No effect of MMR withdrawal o of the incidence of autism: a total population study. *J Child Psychology Psychiatry* 46: 572-579, 2005.

〈6〉　Horton R: The lessons of MMR. *Lancet* 363: 747-749, 2004.

〈7〉　Bernard S et al.: Autism: a novel form of mercury poisoning. *Med Hypotheses* 56: 462-471, 2001.

〈8〉　Nelson KB et al.: Thimerosal and autism? *Pediatrics* 111: 674-679, 2003.

〈9〉　日本小児神経学会、日本小児精神神経学会、日本小児心身症学会「自閉症における水銀・チメロサールの関与に関する声明」『脳と発達』36巻、441-442頁、2004年

II 環境要因の影響について

デジタルメディアの普及、夜更かし型の生活、外遊びの減少など生活環境は激変している。定型発達児や発達障害児の発達にどのような影響を及ぼしているのだろうか?

Keywords

生活習慣、テレビ視聴、インターネット、スマートフォン、デジタルメディア、夜更かし、睡眠異常、セロトニン神経、外遊び、子育て環境

1. 時代とともに変わる生活環境

わが国では、戦前、1930年頃に一般家庭にラジオが普及した。その後、1953年にテレビの本放送が始まり、1960年代の高度成長期にはほとんどの家庭でテレビをもつようになった。さらに、1980年代にはテレビゲームや家庭用ビデオが発売され、1990年代以降、一般家庭でもパソコン・インターネットを使う時代となった。戦前、ラジオ放送が主なメディアだった時代には、その当時の子どもたちのメディア(ラジオ視聴+雑誌)への接触時間はわずか30分程度に過ぎなかったが、テレビの普及とともに、幼児でさえも1日2時間以上テレビを見るようになった。[1]テレビ視聴時間が最も長かったのは2000年頃で、幼児の平均が2時間40分を超えていた。その後、テレビ視聴時間は微減傾向が続き、2013年には2時間を切った。[2]

一方で、インターネットの使用が一般的となり、最近ではスマートフォンも普及した。図4-1に示したように、今では過半数の幼児がスマートフォンの使用経験がある。[3]0〜1歳の乳児の場合は、自分で操作するのではなく

図4-1　幼児のスマートフォン使用状況〈文献3をもとに筆者作成〉

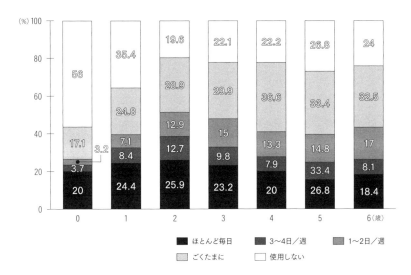

養育者に画面を見せられていると考えられるが、いずれにせよ、現在の子どもたちは、テレビ、コンピュータゲーム、インターネット、スマートフォンなどのデジタルメディアが満ち溢れている状況下で日々過ごしているのである。

　このようなデジタルメディアの普及は、一般の子どもたちにどのような影響を与えたのだろうか？　また、デジタルメディアの長時間使用視聴は、発達障害児の増加、あるいは、症状の悪化に関係があるのだろうか？　これまでにも、テレビ・ビデオ視聴の影響については多くの議論が交わされてきた。しかしながら、子どもたちはきわめて多くの環境要因の影響を受けるため、その中からテレビ・ビデオ視聴の影響だけを取り出して評価することは非常に難しく、発達への影響は現時点では十分に解明されていない。新たな技術であるスマートフォンの影響に関しては、推論の域を出ないものがほとんどである。

　また、デジタルメディア以外にも、さまざまな生活環境がこの数十年間に激変してきた。例えば、夜更かし型の生活習慣が広がり、夜遅くまで起

きている子どもたちが増えている。遊び方も外遊び中心から室内遊びへと変化してきた。生活環境の変化は一般の子どもたちに、そして発達障害児にどのような影響を与えているだろうか？　これまでの議論を回顧しながら、考えてみたい。

2. デジタルメディアの発達への影響

(1) テレビ・ビデオ視聴と言葉遅れ

　今から20年近く前に、「テレビ・ビデオ視聴による言葉遅れ」が話題となった。言語発達や社会性の遅れがある幼児の中には、テレビ・ビデオの長時間視聴によって言葉遅れなどが生じ、視聴をやめると改善がみられた例があるという報告が出されたためである。そして、長時間のテレビ・ビデオの視聴、すなわち、一方通行の刺激の世界にいると言葉が育たず、さらに、対人的なコミュニケーションに障害をきたし、自閉的な症状まで起こりうるという仮説が唱えられた。『日本小児科学会雑誌』に掲載された3例の特徴をまとめると、次のようになる。

　　◎ 乳児の時から、長時間テレビやビデオを見せていた。
　　◎ 2歳を過ぎても、言葉が出なかった。
　　◎ 視線が合わない、呼んでも振り向かないなどの、ASD類似の特徴がみられた。
　　◎ テレビとビデオ視聴をやめ、関わり遊びをする時間を多くしたところ、言葉が増加して、視線も合うようになった。

　つまり、長時間のテレビ・ビデオの視聴を行ったところ、言葉の発達の遅れとともにASD児で認められる特徴を示し、視聴中止後に改善したという内容である。報告された幼児たちが長時間のメディア視聴という極端な

環境で育っていたことは間違いがなく、その環境が発達・発育に何らかの悪影響を与えていたと推測することができる。ただし、その極端な視聴が、言葉遅れや自閉的な特徴を生じた原因のすべてであるとは言えない。生来自閉的な特徴をもつ子どもに、長時間視聴という要因が加わって、症状がより強くなったという解釈が成り立つからである。また、「長時間視聴中止後に呼ぶと振り向くようになった」のは、自然経過による改善であった可能性もあり、報告された情報だけでは不十分である。視聴中止の効果によると断定することは危険である。

　その後、一般の子どもたちを対象として、メディア視聴と発達に関するいくつかの調査が行われた。そして「長時間視聴により言語発達の遅れが生じやすい」という結果が報告されている。例えば、岡山県で行われた1歳6ヵ月児健診対象児約1000名への質問紙調査では、言葉遅れの頻度はテレビ・ビデオ視聴が2時間未満で2.1％、2時間以上4時間未満で4.6％、4時間以上で9.6％と、視聴時間が長いほど言葉遅れの頻度が高かった〈5〉。首都圏で行われた同様な質問紙調査でも、視聴4時間以上の子どもたちでは、4時間未満の子どもたちと比べて、言葉遅れの頻度が有意に高い（1.3倍）という結果であった〈6〉。長時間視聴を行っている幼児の集団で、言葉遅れの頻度が高いことは間違いがなさそうである。ただし、テレビ・ビデオ視聴の直接的な影響なのか、それ以外の生活環境要因も絡んでいるのか、そのあたりの因果関係は不明である。長時間視聴の子どもでは就寝時刻が遅い、あるいは、母親の語りかけの回数が少ないなどの指摘もあり〈7〉、それらの生活習慣が言葉の発達に影響した可能性もある。前述の1歳6ヵ月児の調査では、養育環境に対する質問項目が少数含まれていたが、それらは数多くの生活環境要因の中のごく一部に過ぎなかった。そのため、テレビ・ビデオ視聴そのものが悪影響なのか、視聴によって親子の触れ合う時間が奪われることのほうが強く影響を及ぼすのか、また、テレビ・ビデオの長時間視聴のみで、自閉的な特徴、例えば、視線の合いにくさが生じるかどうかなどは、いまだに明らかではない。

　一方アメリカでも、テレビ・ビデオ視聴が子どもたちの発達に悪影響を

表4-1 日本小児科学会の
テレビ・ビデオ視聴に関する提言〈文献5より抜粋〉

◎ 2歳以下の子どもには、テレビ・ビデオを長時間みせないようにしましょう。内容や見方にかかわらず、長時間視聴児は言語発達が遅れる危険性が高まります。

◎ テレビはつけっぱなしにせず、見たら消しましょう。

◎ 乳幼児にテレビ・ビデオを一人で見せないようにしましょう。見せるときは親も一緒に歌ったり、子どもの問いかけに応えることが大切です。

◎ 授乳中や食事中はテレビをつけないようにしましょう。

◎ 乳幼児にもテレビの適切な使い方を身につけさせましょう。見終わったら消すこと。ビデオは続けて反復視聴しないこと。

◎ 子ども部屋にはテレビ・ビデオを置かないようにしましょう。

与える可能性があることが早くから指摘されていた。そのためアメリカ小児科学会は1995年に「子どものテレビ視聴時間は2時間以内にするべきである」という提言を発表し[8]、1999年に「脳が発達する重要な時期には、映像メディアからの情報よりも人と人との関わりが重要であり、2歳以下の子どもにはテレビをみせるべきではない」という提言を発表した[9]。

アメリカ小児科学会の提言も踏まえ、日本小児科学会は提言（表4-1）を発表した[5]。「2歳以下の子どもには、テレビ・ビデオを長時間みせないようにしましょう」という内容の提言で、過度のメディア視聴のリスクがある家庭環境に警鐘を鳴らし、親子の触れ合いを重視した子育てを促すものである。しかし、テレビ・ビデオ視聴が子どもたちの発達に、どのような作用を、どの程度及ぼすのか、その詳細はわかっておらず、推測に基づいた意見に過ぎなかった。そのため、日本小児神経学会は、さらなる科学的検討が必要であることを強調した提言を発表した[10]。

　ところが今、テレビ・ビデオ視聴の影響の結論が出る前に、私たちの社会のほうがどんどん変化している。子どもたちにおいても、使用するデジタルメディアの多角化が進み、最近では子ども向けのスマートフォン、母親向けにはスマートフォンの子守り用のアプリも開発されている。教育現場にさえもさまざまな形でのデジタルメディア教材が導入され始めており、児童全員にタブレット端末を与えて授業を行っている小学校が増えてきた。このように、新たなデジタルメディア媒体が次々に広まっていくため、それらに関する知見はまだ充分には得られていない。

(2) デジタルメディアと発達障害について

　テレビ・ビデオの長時間視聴による悪影響が指摘されたが、タブレット端末やスマートフォンなどの急速な普及によって、より深刻な影響が出ることが懸念されている。中でも、発達障害とデジタルメディアとの関連についての関心が高まっている。「デジタルメディア過剰使用がASD症状を引き起こす可能性がある」「発達障害児は特に過剰使用に陥りやすい」という指摘があるので、主な調査研究を紹介する。

① 幼児期のデジタルメディア使用とASD症状について
　テレビ・ビデオ視聴と自閉的傾向に関する多施設共同研究の結果が2020年に報告された。対象はアメリカ在住の2152人の幼児である。まず1歳時に、① テレビやビデオ視聴の経験の有無、② 親（養育者）が毎日遊び相手をしているかどうか、③ 読書（読み聞かせ）の頻度の3点について調査を行った。次に1歳6ヵ月時のテレビ・ビデオの視聴時間を調べ、その後2歳頃（1歳7ヵ月～2歳半）に幼児自閉症チェックリスト（Modified Checklist for Autism in Toddlers: M-CHAT）を実施した。このチェックリストでは、ASDと関連する徴候（症状のきざし）の有無を調べることができるが、ASDの診断をすることはできない。この調査によると、1歳時までに視聴経験があった幼児ではASD徴候の出現率が上昇し、一方、毎日親子遊びをしていた場合にはASD徴候の出

現率が低下した。読書時間とASD徴候の出現とは関連性がなかった。また、1歳6ヵ月時の視聴時間の長さもASD徴候との関連を見出せなかった。1歳までのデジタルメディア視聴がASD徴候と関連する可能性があることと、親子遊びがASD徴候に対する保護因子となりうることを示唆した興味深い研究である。ただし、ASDの診断に関する情報がないので、ASD発症との関連はわからない。

　ASD発症との関連については、2022年に調査結果が報告された。[12]わが国のエコチル研究として実施されたもので、対象は8万4030組の母子である。1歳時に、デジタルメディア視聴時間について「なし」「1時間未満」「1〜2時間未満」「2〜4時間未満」「4時間以上」の4択で質問した。その後3歳になった時点で、医師からASD（自閉症、広汎性発達障害、アスペルガー症候群も含む）と診断されたかどうかを質問した。また、デジタルメディア視聴やASDに関連する可能性がある要因として、母親の精神的疾患（うつ病、不安障害、統合失調症、その他）の既往や、母親の心理的苦痛と愛着関係についても調査を実施した。また、1歳児にはAges and Stages Questionnaireという発達検査を実施し、その時点での発達の遅れやASD徴候についても調べた。「視聴時間が長いからASD症状が出現する」ではなく、「もともとASD傾向があるために視聴時間が長くなる」という逆の因果関係についても判別するためである。以上の調査で得られた膨大なデータを用いて、多変量ロジスティック回帰分析（多数の要因の解析に適している）を行い、デジタルメディア視聴時間とASD発症の関係を調べた。この研究結果によってわかったことは以下の通りである。

　まず、男児では1歳時のデジタルメディア視聴時間とASD発症に関連があった。表4-2に示したように、3歳時までにASDを発症する見込み（オッズ比：1歳時の視聴時間「なし」を基準とし、統計学的処理により算出）は、男児では「1時間未満」が1.38倍、「1〜2時間未満」が2.16倍、「2〜4時間未満」が3.48倍、「4時間以上」が3.02倍で、「2〜4時間未満」と「4時間以上」は統計学的な有意差が認められた。一方、女児では、「1時間未満」が0.76倍、「1〜2時間未満」が1.28倍、「2〜4時間未満」が1.93倍、「4時間以上」が2.15倍と増加傾向だっ

表4-2　1歳時の視聴時間とASD発症との関連〈文献12〉

性別	視聴時間	ASD発症のオッズ（見込み）	
		オッズ比	95%信頼区間
男児	視聴なし	1（オッズ比の基準）	
	1時間未満	1.38	0.71－2.69
	1～2時間	2.16	1.13－4.14
	2～4時間	3.48	1.83－6.65
	4時間以上	3.02	1.44－6.34
女児	視聴なし	1（オッズ比の基準）	
	1時間未満	0.76	0.27－2.18
	1～2時間	1.28	0.48－3.46
	2～4時間	1.93	0.72－5.20
	4時間以上	2.15	0.67－6.89

たが、統計学的には有意差がなかった。

　この調査研究の優れている点は、対象集団が大きいこと（8万人以上）、さまざまな要因に関しても可能な限り情報を集め、それらの影響を補正したうえ検討を行っていることであり、貴重なデータと言える。一方この研究の限界は、ASD診断のための情報が3歳時までに限られていることで、それ以降に診断が確定する可能性や、一過性のASD症状の除外ができていないことである。今後さらに多くの調査を積み重ねる必要がある。また、デジタルメディアの使用時間が長いことよりも、その使用によって減少する経験（例えば親子遊びの減少）のほうが大きな影響を与えている可能性がある。親子の関わり方、愛着関係、ほかの遊びの内容、遺伝的要因などに関しても同時に調べ、さまざまな要因と発達との複雑な絡み合いについて明らかにする必要があるだろう。

②　発達障害児のデジタルメディア依存について

　発達障害児がデジタルメディアを長時間使用する傾向があることは、以前から指摘されてきた。例えば、マストの調査によると、ASD児のテレビ視聴時間は平日が1.8時間、週末が2.5時間で、定型発達児の1.0時間、1.9時間と比べ長時間だった。座位活動時間（テレビ視聴やゲームなどの総計）もASD児が平日5.2時間、週末7.3時間で、定型発達児の4.2時間、6.9時間と比べて長時間だった。ASD児が没頭しやすい等の特性をもつため、長時間使用のリスクが高い可能性がある。一方、テレビやビデオ視聴が気晴らしとなり、かんしゃく等を少なくするプラス面も指摘されている。

　近年のインターネットの普及に伴って、インターネット依存に焦点を当てた調査も実施されている。宋らは発達障害のある中学生に対してインターネット依存テストを行った。依存傾向と判定された割合は、ADHDのみ12.5%、ASDのみ10.8%、両方の診断を受けた児では20.0%にも達し、一般中学生の7.6%より高い数値だった。発達障害のある子どもではインターネット依存に陥りやすいことを示した調査結果である。

　また、デジタルメディアの長時間使用によって、発達障害の症状がさらに強くなるとの指摘もある。例えば、ニッケレンらはADHD児のデジタルメディア視聴に関する過去の論文45編を調べ、暴力的な画像を見ると自己コントロール能力が低下したり過剰な覚醒状態になり、ADHD児の多動や衝動性が増すと報告している。

　その一方で、デジタルメディアには発達障害児にとってプラス面があることも指摘されている。例えば「ストレス解消になる」「余暇の充実に役に立つ」「友だちとの関わりが増える」「知識を増やす」などである。そして、むやみにその使用を減らすことよりも、デジタルメディアとうまく付き合う方法を模索するべきという意見も多い。

3. 子どもたちの生活習慣の変化

(1) 睡眠習慣の変化

　ここ30年の間に変化した生活習慣は、メディア視聴時間の増加だけではない。子どもたちの発達に悪影響を与えると筆者が強く危惧している生活習慣の一つには、"睡眠習慣"の変化がある。以前は「早起きは三文の得」という諺のように、一般的にも早起きがよいとされていた。子どもたちには早寝早起きが推奨され、夜更かし型の生活をする子どもはごくわずかであった。ところが、30年余りの間に夜更かし型の生活をする幼児が激増してきた。図4-2（→ P.96）に示したように、夜10時以降に就寝する幼児の比率がどんどん高くなり、2000年には2歳児の約6割が夜10時以降に就寝するようになった<16>。ただし、2010年の調査では、就寝時刻の遅い幼児が約3割へ若干減少し、最近の調査でも3割程度の報告が多い。起床時間に関しては、この30年間に大きな変化はなく、7時頃に起床する子どもが多い状態が続いている。幼児の就寝時刻が遅くなることによって、睡眠総時間が短くなってきたのである。この睡眠習慣の変化は、夜間のメディア視聴や、親の意識の変化によるものと考えられる。

　このような睡眠習慣、すなわち夜更かし型生活スタイルは、子どもたちにどのような影響を与えているのだろうか？　発達に悪影響を与えるのではないかと危惧する睡眠の専門家が少なくない<17>。なぜなら、規則正しい睡眠は、1日の体の働きのリズムを整えることに重要な役割を果たしているためである。脳の視床下部には視交叉上核という細胞群がある（図4-3）。この視交叉上核は、体内時計（生体時計）の役割をもち、朝浴びる光によってリセットされて正しい時刻を刻む。もし、朝になっても光を浴びない、あるいは、遅めの時刻に光を浴びると、体内時計の進み方は遅くなり、その結果、睡眠覚醒リズムが乱れやすくなる。この視交叉上核は、体温の日内変動もコントロールしている。体温が夕方に最も高く、午前2時から5時に最も低

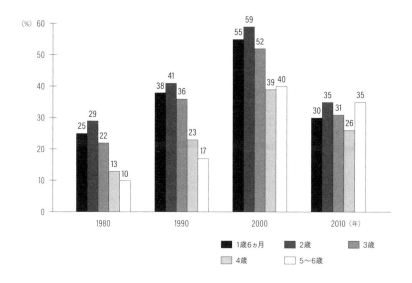

図4-2　夜10時以降に就寝する幼児の比率〈文献16の数値を用いて作成〉

凡例:
■ 1歳6ヵ月　■ 2歳　■ 3歳
□ 4歳　□ 5〜6歳

くなるのは、視交叉上核からの指令による。体温だけではなく、多くの内分泌ホルモン分泌も、視交叉上核により1日の分泌パターン（概日リズム＝サーカディアンリズム）が設定されている。例えば、副腎皮質ホルモンはさまざまなストレスに対抗する働きをもち、夜間の入眠中には濃度が低く、起床後（ストレスを受けやすい時間に）最も濃度が高くなる。

　この体内時計の調子が悪くなると、心身にさまざまな悪影響が出てくる。例えば、幼児期の睡眠不足が肥満のリスクになることが明らかになった。また、睡眠不足の子どもでは学業不振に陥りやすい、抑うつ、イライラなどの精神症状を示しやすいという報告もある。ただし、どの程度の睡眠不足がどの程度の影響を与えるのか、その詳細はまだ解明されていない。したがって、現在の日本の子どもたちの睡眠時間は非常に深刻な状況なのか、あるいは、何とか適応できる範囲内に留まっているのかは、わかっていない。しかし、諸外国と比較した場合には、日本の幼児の睡眠時間は17ヵ国の中で最短であった。以上を考え合わせると、早寝早起きの睡眠習慣と十

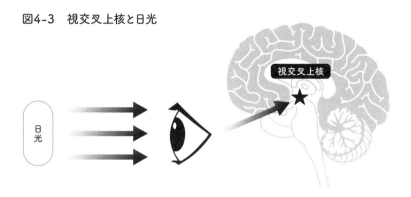

図4-3　視交叉上核と日光

分な睡眠時間の確保に努めることが、今の日本の子どもたちにとっては有益と思われる。

(2) 発達障害と睡眠異常

　睡眠習慣の変化は、発達障害児の発達にも影響を与えているのだろうか？その点を論ずる前に、まず、発達障害児の生来の特徴としての睡眠障害について述べてみたい。ASDに睡眠障害が合併する比率は報告によって約30〜90％と幅があるが、少なくとも一般の子ども集団よりも高値であることは間違いない。入眠困難、中途覚醒、睡眠随伴症などさまざまな睡眠の問題があるが、ASDの特性、例えば、神経過敏性などが関係していると推測されている。ADHDにも高頻度で睡眠異常が合併することが知られている。入眠困難、中途覚醒、日中の過眠、むずむず脚症候群などが合併しやすい。むずむず脚症候群とは、夕方から夜にかけて下肢にむずむずした異常感覚を生じ、下肢を動かさずにはいられない衝動を示す症候群である。ADHDに合併する睡眠障害も、先天的な神経系の異常と考えられている。

　以上のように、発達障害児において睡眠障害の頻度が高いことは確かであるが、その睡眠障害はもともとの特性とみなされ、"生活習慣の問題"として検討されてはいなかった。しかしながら、生来、睡眠異常を伴いやす

い発達障害の子どもが、生活習慣として不規則な睡眠習慣を続けた場合には、さらに悪影響が出たとしても不思議ではない。生来入眠が困難な発達障害児が、夜に長時間メディア視聴を行って深夜に就寝すれば、ますます入眠しにくくなるのではないだろうか？　また、デジタルメディアに没頭しやすい特徴をもつ発達障害児は、極端な夜更かし型生活、さらには昼夜逆転にまで陥りやすいのではないだろうか？　このように発達障害児は、一般の子どもたち以上に、睡眠習慣が乱れやすいリスクをもっているように思われる。したがって、発達障害児の睡眠に関しては、生来の特性という視点のみでなく、生活習慣としても詳しい調査を行う必要があるだろう。

(3) セロトニン神経と生活習慣

　最近、セロトニンが睡眠・覚醒リズムとの関連で注目されている。また、セロトニンと自閉症との関連も、以前から関心を集めていたテーマである。このセロトニンは神経伝達物質の一つで、神経細胞同士の接続部（シナプス）において情報を伝達する役割をもつ。

　セロトニンによって情報が伝達される神経細胞群を、セロトニン神経と呼ぶ。それは脳の中心の下のほうにある縫線核という場所に密集して存在している。そして、そこからセロトニン神経の神経線維が脳内に広く伸びている。このセロトニン神経は、気持ちを落ち着かせ、攻撃的な行動や危険な行動を抑制する。もし、その働きが悪くなると、精神的に不安定になりやすくなり、睡眠障害や抑うつ状態などに陥るリスクも高くなる。

　セロトニン神経の働き具合は、環境要因によっても左右される。例えば、適切な睡眠習慣や咀嚼（適度な硬さの食べ物を噛む）によって、セロトニン神経の働きを向上させることが可能である。また、セロトニンの原料トリプトファンは、食物から取り入れる必要があるので、トリプトファンの摂取不足の場合もセロトニン系神経の働きが悪くなると考えられている。なお、トリプトファンを多く含む食物は、バナナ、大豆、大豆製品、乳製品などである。

　しかしその一方、セロトニン神経の働きには、生まれつきの違い（遺伝的影響）もある。その働き具合に影響を及ぼす遺伝子が複数存在しているためである。その中で、セロトニン・トランスポーター遺伝子が特に重要と考えられている。セロトニン・トランスポーターとは、シナプス間隙にいったん放出されたセロトニンを再取り込みする取り入れ口で、セロトニン神経の働き方に影響を及ぼす。セロトニン・トランスポーター遺伝子に関しては多くの検討が行われてきたが、転写調節部位（5-HTTLPR）の遺伝子タイプの研究がよく知られている。その遺伝子タイプには、SS型、SL型、LL型の3種類あり、SS型の人は不安を感じやすい傾向があり、LL型の人は不安を感じにくい傾向、SL型はそれらの中間という調査結果が報告された。[20]さらに、この遺伝子型をもつ者の割合は国や民族によって異なることも明らかになり、日本人ではSS型の比率が欧米人よりも高いことが報告された。ただし、この遺伝子タイプのみによって不安の感じやすさが決定されるわけではなく、不安の感じやすさに影響する数多くの要因の中の一つに過ぎない。それ以外の要因、ほかの遺伝子や環境要因の影響もあるため、SS型でも不安を感じにくい人もいれば、LL型でも不安を感じやすい人もいる。

　このセロトニン神経の異常と自閉症との関連は、以前から指摘されてきた。例えば、一部の自閉症の患者で血液や血小板のセロトニン濃度が上昇していることが1960年代に繰り返し報告された。しかし、血液や血小板の分析は脳神経系の異常を直接測定したものではないことと、セロトニンの濃度が正常だった自閉症患者も多かったことから、セロトニンと自閉症との関連の解明はなかなか進展しなかった。

　その後、1996年には、セロトニンの原料となるトリプトファンが欠乏した食事を自閉症患者に与えると、自閉的症状が悪化したという結果が報告された。[21]近年になると、陽電子放射断層撮影（PET）を用いた画期的な研究が行われた。PETは、生体での脳機能や神経細胞の状態を直接評価できる最新の機器である。高機能自閉症20名と健常者20名について、PETを用いてセロトニン・トランスポーター濃度を測定したところ、高機能自閉症では脳の広範囲にわたりセロトニン・トランスポーター濃度の低下が明らか

になり、濃度の低下の程度と強迫症状との関連も示唆された。[22]

　子どもたちの発達支援という視点からセロトニン神経をみると、その神経にはきわめて重要なポイントがある。「生活環境の影響を受けやすい」点である。もちろんほかの神経も生活環境の影響を受けないわけではないが、セロトニン神経は特にその影響を受けやすい。早寝早起きなどの生活習慣を取り入れることによって、意図的に、かつ、明らかにその働きを高めることができる。つまり、適切な生活習慣で毎日を過ごしていけば、子どもたちのセロトニン神経の働きが向上する可能性がある。

　セロトニンとASDとの関連については以前から指摘があり、最近の遺伝子研究や画像研究でもそれを示唆する報告が多い。しかし、セロトニン神経の異常のみでは、ASDの特徴を説明することはできない。脳神経にはセロトニン神経以外にもいくつかの神経系があり、それらとセロトニン神経は複雑に絡み合いながら、精神面に作用しているのである。

　詳細に関してはよくわかっていない部分もあるが、セロトニン神経機能が低下すると、精神的な不安定さや危険な行動が増えると言われている。セロトニン神経の働きをよくするために早寝早起きなどの生活習慣を取り入れることは、定型発達児にとっても、発達障害児にとっても、有益な影響があると推測される。

(4) 子どもたちの遊びの変化

　筆者の子どもの頃の遊びは、鬼ごっこ、缶蹴り、公園の遊具遊び、球技などが中心で、室内よりも野外で遊ぶ機会が多かった。ところが、その後、遊びの内容は大きく変わった。今では室内でデジタルメディアを用いた遊びが中心であろう。以前の小学生は1日2時間以上の外遊びをしていたが、外遊びの時間は次第に減り続け、1日の平均時間は40分程度に減少している。[23]

　外遊びの減少の原因として第一に考えられるのは、デジタルメディアの発達である。前述のとおり、メディアの最初のものはラジオで、1930年代に一般の家庭に普及したが、その当時の子どもたちのメディア（ラジオ、雑

誌）接触時間は30分程度に過ぎなかった。その後、1953年にテレビの本放送が開始され、1960年代にはほとんどの家庭にテレビが普及した。80年代にはテレビゲームの販売開始、90年代には家庭用ビデオが普及した。2000年以降には家庭でインターネットを利用する人が増加し、最近ではスマートフォンの普及がめざましい。子どもたちもデジタルメディアに囲まれながら生活することになり、その結果、デジタルメディアを使いながら室内で遊ぶことが増加したと思われる。

　外遊びの減少のもう一つの原因として、都市化により自然と触れ合う場所が減ったことが考えられる。例えば、かつては雑木林、田畑、空き地などで子どもたちは昆虫採集などを行って楽しめたが、現在ではそのようなスペースは激減した。また、子どもの安全性の確保に関する問題が生じた。各種の犯罪や事故のリスクが高くなったため、子どもを外で遊ばせることが困難になったとも考えられる。

　また、親の意識の変化も外遊びの減少の一因に挙げられよう。幼児期や学齢早期にさえ、塾通いを好む親が増えてきている。「勉強」は将来の役に立つ有意義な活動、遊びは単なる余暇と捉えている親が増えてきたと感じられる。それを受けてか、文字学習を熱心に行う幼稚園も増えているようである。しかしながら、子ども、特に幼児にとって、「遊び」とは単なる余暇に過ぎないのだろうか?

　遊び場面での子ども同士の会話、おもちゃの貸し借り、譲り合い、さらに「外遊び」では、体を使うことによる運動能力の向上、自然との触れ合い、好奇心や考える力を育むことにもつながる。子どもたち、特に低年齢の子どもたちにとっては、机上の学習以上に、遊びから学べることは多いはずである。

　アメリカ小児科学会は「子どもの健やかな発達と親子の愛着を育てるには遊びが重要である」という声明(24)を出しているので、その一部を紹介する。

　　◎ 遊びは、活動的で健康な身体を作ることによって、健康を増進させる。

◎ 遊びは、健康な脳神経の発達に寄与する。

◎ 遊びは、社会的、情緒的な関係を育てるためには、なくてはならないものである。

◎ 遊びは、子どもたちがレジリエンス（復元力）を身につけるための自然の道具（natural tool）である。

　最近の子どもたちが外遊びをしなくなったことによって、彼らの発達に影響が出始めているのだろうか？　文部科学省の「全国体力・運動能力、運動習慣等調査」によれば、子どもたちの運動能力は長期的に低下傾向を続けている。例えば、11歳男児のソフトボール投げの平均値は1986年に33.7mだったのが、2006年には29.5mにまで低下した。また、転倒による骨折などの怪我の増加も報告されている。外遊びをすることによって、子どもたちはバランス能力、筋力、持久力など、さまざまな運動能力を向上させているので、その機会が減少すれば、当然能力は低下するのである。

　それだけではない。数十年前、鬼ごっこ、缶蹴り遊びなどを通じて、子どもたちは話し合いのやり方を学び、コミュニケーション能力を高めていった。その機会が失われつつある今、外遊びの減少は対人関係の発達にまで悪影響を及ぼすと危惧する声も出ている。その一つに、日本小児科学会子どもの生活環境改善委員会が2003年に提言した「運動遊びで、子どものからだと心を育てよう」がある。運動遊びを仲間と楽しく交流する機会として捉え、積極的に運動遊びを行うことを推奨している（表4-3）。

　一方、発達障害児についてはどうだろう。発達障害児に発達性協調運動症が合併しやすいことはよく知られている。そのような子どもたちが運動不足になれば、発達性協調運動症が深刻化しないだろうか？　また、ASD児の場合、もともと室内遊び（ゲーム等）を好む傾向があるので、運動遊びの減少が一般の子ども以上に進んでいる可能性もある。ただ、これらの点についての調査はいまだに不十分であり、今後の検討するべき重要な課題の一つであろう。

**表4-3　日本小児科学会子どもの生活環境改善委員会
「運動遊びで、子どものからだと心を育てよう」**〈文献25〉

① 子どもたちに
- 家族や友だちと運動遊びを楽しみましょう。
- 運動遊びは、気持ちがいいし仲間と楽しく交流する機会となって、からだと心を育ててくれます。テレビやテレビゲームは時間を決めて楽しみましょう。

② 保護者の皆さんへ
- 運動遊びや、「体ほぐしの運動」で家族が触れ合う機会や、こどもたちが仲間と遊ぶ機会を増やそう。
- 幼児期には、例え1日10分間でも、家族で触れ合って遊ぶ「じゃれつき遊び」をしよう。

③ 小児科医に
- 機会があるごとに、子どもや保護者に、運動遊びをすすめよう。

⑸ 子育て環境の変化

　ここ数十年間における社会全体の劇的な変化により、子育て環境も大きく変わってきた。以前ならば、親類や地域の人々から子育ての知恵を授かったり、困った時には助け合うのが一般的であったが、核家族化や地域コミュニティ機能の低下によって、そのような支援が受けにくくなっている。子育てに困難さを抱えている親が増えているように感じられる。また、デジタルメディアの普及などにより、親子間の遊びの内容も変わってきた。その変化は、子ども側からみれば成育環境の変化であり、発達に何らかの影響を及ぼしているであろう。

　このような子育ての劇的な変化に関して、警鐘を鳴らす専門家は少なくない。例えば、小児神経学の大家である竹下は、子育ての変化が始まってから2世代目になっていることに着目し、より深刻な影響が出ることを懸

念している。親からの語りかけ等が少ない時代に育った子どもが親になれ
ば、その子どもに対してさらに偏った子育てをしてしまうという懸念であ
る。そして、その無意識の偏った子育てが、発達障害に類似した行動を示
す"境界領域"の子どもたちを増加させているという仮説を述べている。

かつて、間違った子育てによって自閉症が発症するという誤った心因論
が提唱され、その後、完全に否定された経緯がある。子育ての影響だけで
発達障害が発症するという考え方はもちろん誤りであるが、もともとの軽
い偏りに、偏った子育ての影響が加わって問題行動が顕在化する可能性は
あると筆者も考えている。

しかしながら、子育てには非常に多くの要因が複雑に絡んでおり、一
方、子どもたちの発達のほうにもさまざまな要因が絡んでいる。したがっ
て、子育てのどの点が、発達のどの部分にどのような影響を与えているの
か、評価することが非常に難しい。そのため、今の子育てに関して多くの
意見があるものの、いずれも推論の域を出ない。また、「昔の子育てのほう
がよかった」と漠然と以前の子育てを推奨する意見もあるが、昔の子育て
のどこがどのようによいのか、それを示すエビデンスは乏しい。もし仮に、
昔の子育て方法のほうがよいとしても、社会全体を昔に戻す、例えば、大
家族制度に戻すことは不可能である。したがって、昔の子育てに戻すこと
を目指すのではなく、今の家族制度や生活習慣の中で、望ましい子育てを
追究するべきである。そして、今のやり方で子育てしている親たちを非難
するのではなく、社会全体が子育て環境の改善に努めなければならない。

(6) 生活習慣の変化の複合的影響

これまで、メディア視聴時間の増加、夜更かし型の睡眠習慣、外遊びの
減少、子育て環境の変化について述べてきた。それらの生活習慣は、それ
ぞれの習慣が独立して変化するのではなく、お互いに密接に関連している
(図4-4)。デジタルメディアの視聴時間が長くなり、その結果夜遅くまで起
きているのか、夜更かし型の生活リズムの結果として視聴時間が長いのか、

図4-4　生活習慣の変化の連鎖

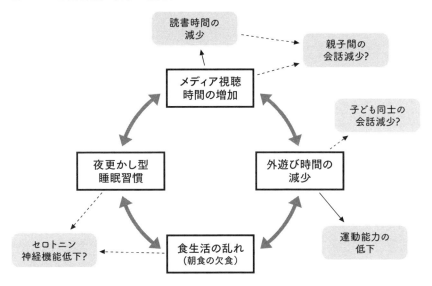

どちらが原因とも結果とも言えない場合がある。同様に、メディア視聴時間の増加と、外遊びの減少も、互いが密接に関連している。メディア視聴時間が増加したため、その結果、外遊びの時間がなくなったという見方ができるが、外遊びができなくなったためメディア視聴で過ごすようになったという側面もある。外遊びの減少は、夜更かし型の睡眠習慣にも関連する。早寝早起きの適切な睡眠習慣を作るコツの一つは、昼間に運動をすることである[27]（表4-4 → P.106）。外で思いっきり遊んだ子どもたちは早寝をしやすいのである。また、夜更かし型の生活習慣の子どもたちは、朝食の欠食の頻度が高いと言われており、食生活にも関連がある。一方、規則正しい食事は、適切な睡眠を促す。このように、一つの生活習慣の改善は、ほかの習慣の改善にもプラスの面が多い。すなわち、生活習慣の数々は連鎖しているのである。

　ここ数十年の間に変化してきた数々の生活習慣の一つひとつの影響はそれほど大きくはないが、それらが合わされば、その影響は決して小さくは

表4-4　適切な睡眠習慣のための注意点〈文献27を改変〉

◎ 入眠時間を固定する

◎ 入眠時決まった儀式をつくる
- ▶ 幼少児は入眠時間の30分前、年長児は30〜60分前に
- ▶ 絵本の読み聞かせは全年齢の児に有効

◎ 入浴する場合は、熱めのお湯を避けること

◎ 睡眠環境を整える
- ▶ 照明を落とし、静かで適度な室温を保つ
- ▶ テレビをつけっぱなしにしない
- ▶ 睡眠に関する合図　照明をオフ

◎ 起床時間を固定する

◎ 日中の規則正しい食事

◎ 日中の適度な運動

ないと思われる。1970年代には有吉佐和子の『複合汚染』（新潮社、1975年）という本がベストセラーになったが、それは、複数の環境汚染物質が混ざれば、単独の場合をはるかに超える影響を与えると警鐘を鳴らしたものである。今最も懸念されることは、生活習慣の"複合的影響"によって、子どもたちの心身の健康に深刻な影響を及ぼすことではないだろうか？

　バランスのとれた食生活、適切な運動、十分な休養と睡眠は「健康3原則」とも呼ばれ、子どもに限らず、心身の健康にとっての重要なポイントである。最近の子どもたちの生活スタイルは、健康3原則のすべてが崩れつつある。それに加え、さまざまなデジタルメディアの普及も進んでいる。そして、定型発達児だけではなく、発達障害児もこのような劇的な生活環境の変化の真っ只中に置かれている。生来、コミュニケーションが苦手だった子どもが、デジタルメディアの普及によってコミュニケーションがより困難にならないだろうか？　生来、睡眠障害の頻度が高い子どもたちが夜更

かし型の生活をすれば、睡眠障害がより深刻化する可能性はないだろうか？今のところ、生活環境の変化が発達障害児に特に悪影響を及ぼしているという明確なエビデンスはない。現時点では発達障害児に限定して考えるのではなく、すべての子どもたちを念頭に、私たち大人が子どもたちの適切な生活環境作りに努めるべきと思われる。

4. 環境汚染物質などについて

(1) さまざまな環境要因

　生活習慣に関係する環境要因について述べてきたが、環境要因にはそのほかにもいろいろなものがある。例えば、さまざまな食品中の環境汚染物質、空気中の汚染物質、ウイルス感染症など、数えきれないほどである。また、環境要因が作用する時期のほうもさまざまである。母親の胎内にいる胎児期、出生（分娩）という負荷のかかりやすい周産期、神経系が未熟な新生児期、しゃべり始める乳幼児期、小児期、思春期、そして成人期である。さらに、父親と母親が受けた環境要因が子どもに影響を及ぼす、すなわち、次世代へ環境要因の影響が続く場合さえある。

　それらの数多くの環境要因は、数多くの遺伝子と複雑に絡み合いながら、時間経過とともに影響を積み重ねていく。そのため、環境要因の影響の評価はきわめて難しく、その研究はしばしば混乱に陥ってきた。例えば、ある環境要因の影響と思われたものが、実は別の要因であったということも珍しくない。したがって、環境要因に関する仮説の一つひとつには過剰反応しないように注意したほうがよいと思われる。

　ここでは、発達に影響を及ぼすと指摘されてきた環境汚染物質などについて概説する。

⑵ 環境汚染物質について

　環境汚染物質の中で、特に活発な議論が交わされてきたものは水銀である。以前には間違った自閉症水銀説が唱えられ、その説は完全に否定された。自閉症の主要因でないことは明白であるものの、多量の水銀に曝露された場合に発達に悪影響が出るのでは？　と危惧する意見が今でもある。

　かつてわが国では、メチル水銀中毒である水俣病が大きな社会問題となった。この病気は、魚介類を介して水銀を摂取した人だけでなく、胎児の神経発達にも深刻な影響を与え、生まれてきた子どもは手足の麻痺、知的障害、協調運動障害、言語障害などさまざまな神経症状を示した。また、1971年のイラクにおける水銀農薬禍においても、生まれてきた子どもの発達遅延が認められた。これらの2つの水銀中毒は、通常の食生活では考えられないレベルの高濃度の水銀の曝露だった。

　その後、ゴンドウクジラ肉の摂取量が多いフェロー諸島でも疫学調査が行われた〈28〉。ゴンドウクジラは海洋生物の食物連鎖の頂点に立つため、その体内には環境汚染物質が濃縮している。その肉をよく食べる習慣をもつ島民に対して、聞き取り調査や毛髪中の水銀濃度測定が行われた。その調査では、メチル水銀濃度が高かった子どもでは言語などの能力が低いことが示された。クジラ肉をよく食べる地域でのさらなる検討は必要であるが、わが国の通常の食生活の場合には、子どもたちの発達には水銀の影響はないと思われる。

　水銀以外の環境汚染物質の報告もある。1979年に台湾で、電気製品に使われているポリ塩化ビフェニールが壊れたパイプから混入する事件が起き、被害者の母親から生まれた子どもが多動性を示したと報告された。この場合も特殊な状況下での高濃度の曝露であり、通常の生活下ではポリ塩化ビフェニール汚染の影響はないと思われる。睡眠薬のサリドマイドを服用した母親から生まれた子どもが短肢症や自閉症を発症したことも知られているが、通常の生活ではサリドマイドを摂取することは考えられない。ほか

にも、ビスフェノールAや鉛などのいくつかの化学物質の影響も指摘されている。動物実験では神経系への悪影響が示されているが、私たちの一般的な生活において影響を及ぼすというエビデンスはない。

また、高速道路の近くでは自閉症のリスクが高いという報告が出された。[29] カリフォルニアの高速道路から約300m以内に住む幼児は、自閉症のリスクが2倍近くになるという調査結果で、高速道路からの大気汚染が関与しているとの仮説を提唱した。同じグループからは仮説を支持する追加報告が出されているが、ほかの高速道路周辺でも同様だったというデータは報告されていない。現時点では、数多くの仮説の中の一つと捉えるべきで、高速道路周辺に居住することがハイリスクであると、今、結論づけることはできない。

(3) 周産期要因と、その他の環境要因

先天性のウイルス感染症はさまざまな神経症状を示す。その中の一部の患者では、ASD症状を示す。例えば、先天性風疹症候群の10%以上が自閉的症状を示したと報告されている。ほかに、先天性サイトメガロウイルス感染症、ヘルペスウイルス感染症患者においてもASD症状を示す例がいることが報告されている。しかし、それらのウイルス感染症の患者のごく一部がASD症状を示すに過ぎない。また、ASD児の中で、先天性ウイルス感染症の既往があった例の比率のほうもきわめて低い。したがって、先天性ウイルス感染によるASDは、特殊なケースと思われる。

また、新生児期の要因としては、低出生体重、新生児仮死、黄疸などがASDとADHDのリスクを高める要因として報告されている。しかし、報告者によって意見が異なっている場合も多く、さらなる検討が必要である。セロトニン関連遺伝子の多型に新生児期要因が加わることによって、ASDリスクが高まるとの報告もあり、遺伝環境相互作用の影響も検討され始めている。

最近、両親の高齢化や生殖補助医療の影響を指摘する報告が多い。[30] それ

らを社会的な要因とみなすことはできるが、育っていく子どもの立場から
みれば環境要因である。母親の年齢に関しては、高齢になるとASDのリス
クが高くなるという調査結果があるが、それを否定する結果も報告されて
いる。父親の年齢に関しては、高齢になるほどASDのリスクが高くなると
いう結果が多い。父親が高齢になるほどコピー数多型などの染色体・遺伝
子の変化が多くなるという仮説がある。生殖補助医療に関しても、ASDの
リスクが高くなるという報告と、リスクは変わらないという報告があり、
結論に至っていない。

　以上のように、さまざまな環境要因が発達に何らかの影響を及ぼすとの
指摘は多いが、結論に至っていないことが多い。また、仮にリスク要因だ
としても多くの要因の中の一つに過ぎないと考えられる。したがって、日々
の生活においては、環境要因に関して過度に神経質になる必要はないだろ
う。しかし、社会全体としては、さまざまな環境要因について調査を継続し、
環境の改善に努めるべきと思われる。また、環境要因のみでは影響がない
場合でも、遺伝要因との相互作用によって影響が出現することもありうる。
さまざまな環境要因と遺伝要因との相互作用の研究も、今後の重要な課題
である。

文献

〈1〉　中野佐知子「幼児のテレビ視聴時間の減少とその背景 —— 幼児生活時間調査・2013の結果から」『放送研究と調査』63号、48-63頁、2013年
〈2〉　行木麻衣 他「幼児のテレビ視聴、録画番組・DVD、インターネット動画の利用状況 —— 2021年『幼児視聴率調査』から」『放送研究と調査』71巻、46-64頁、2021年
〈3〉　ベネッセ教育総合研究所『第2回乳幼児の親子のメディア活用調査報告書』ベネッセホールディングス、2018年
〈4〉　片岡直樹「新しいタイプの言葉遅れの子どもたち —— 長時間のテレビ・ビデオ視聴の影響」『日本小児科学会雑誌』106巻、1535-1539頁、2002年
〈5〉　谷村雅子 他「乳幼児のテレビ・ビデオ長時間視聴は危険です」『日本小児科学会雑誌』108巻、709-712頁、2004年
〈6〉　加納亜紀 他「テレビ・ビデオの長時間視聴が幼児の言語発達に及ぼす影響」『日本小児科学会雑誌』108巻、1391-1397頁、2004年
〈7〉　粟谷とし子 他「幼児のテレビ・ビデオ視聴時間、ゲーム時間と生活実態との関連」『小児保健研究』67巻、72-80頁、2008年

〈8〉 American Academy of Pediatrics. Committee on Public Education: American Academy of Pediatrics: Children, adolescents, and television. *Pediatrics* 96: 786-787, 1995.

〈9〉 American Academy of Pediatrics. Committee on Public Education: Policy statement media education. *Pediatrics* 104: 341-343, 1999.

〈10〉 日本小児神経学会「『子どもに及ぼすメディアの影響』について」2004年 (https://www.childneuro.jp/uploads/files/about/20040716.pdf)

〈11〉 Heffler KF et al.: Association of early-life social and digital media experiences with development of autism spectrum disorder-like symptoms. *JAMA Pediatr* 174: 690-696, 2020.

〈12〉 Kushima M et al.: Association between screen time exposure in children at 1 year of age and autism spectrum disorder at 3 years of age. The Japan environment and children's study. *JAMA Pediatr* 176: 384-391, 2022.

〈13〉 Must A et al.: Comparison of sedentary behaviors between children with autism spectrum disorders and typically developing children. *Autism* 18: 376-384, 2014.

〈14〉 So R et al.: The Prevalence of Internet Addiction Among a Japanese Adolescent Psychiatric Clinic Sample With Autism Spectrum Disorder and/or Attention-Deficit Hyperactivity Disorder: A Cross-Sectional Study. *J Autism Dev Disord* 47: 2217-2224, 2017.

〈15〉 Nikkelen SWC et al.: Media use and ADHD-related behaviors in children and adolescents:a meta-analysis. *Dev Psychol* 50: 2228-2241, 2014.

〈16〉 衛藤 隆「平成22年度厚生労働科学研究費補助金 成育疾患克服等次世代育成基盤研究事業」『幼児健康度に関する継続的比較研究 平成22年度 総括・分担研究報告書』2011年

〈17〉 神山 潤『「夜ふかし」の脳科学 ── 子どもの心と体を壊すもの』中公新書ラクレ、2005年

〈18〉 服部伸一「日本の子どもの睡眠の現状と派生する諸問題 ── 乳幼児から中学生まで」『小児科臨床』66巻、1993-1998頁、2013年

〈19〉 Kohyama J et al.: Sleep characteristics of young children in Japan: internet study and comparison with other Asian countries. *Pediatr Int* 53: 649-655, 2011.

〈20〉 Lesch KP et al.: Association of anxiety-related traits with a polymorphism in the serotonin transporter gene regulatory region. *Science* 274: 1527-1531, 1996.

〈21〉 McDougle CJ et al.: Effect of tryptophan depletion in drug-free adults with autistic disorder. *Arch Gen Psychiatry* 53: 993-1000, 1996.

〈22〉 Nakamura K et al.: Brain serotonin and dopamine transporter bindings in adults with high-functioning autism. *Arch Gen Psychiatry* 67: 59-68, 2010.

〈23〉 ベネッセ教育総合研究所「第2回放課後の生活時間調査 ── 子どもたちの時間の使い方［意識と実態］速報版［2013］」2014年 (http://berd.benesse.jp/shotouchutou/research/detail1.php?id=4278)

〈24〉 Milteer RM et al.: The importance of play in promoting healthy child development and maintaining strong parent-child bond: focus on children in poverty. *Pediatrics* 129: e204-213, 2012.

〈25〉 高橋香代 他「運動遊びで、子どものからだと心を育てよう」『日本小児科学雑誌』107巻、161-165頁、2003年

〈26〉 竹下研三「発達障害医療がはたす役割 ── わが国の歴史を振り返って」『小児科診療』73巻、541-548頁、2010年

〈27〉 岩田幸子「睡眠の問題」『小児科学レクチャー』2巻、1282-1289頁、2012年

〈28〉 村田勝敬 他「小児の神経発達に影響する環境因子」『秋田県医師会雑誌』57巻、73-83頁、2007年

〈29〉 Volk HE et al.: Residential proximity to freeways and autism in CHARGE study. *Environ Health Perspect* 119: 873-877, 2011.

〈30〉 杉江陽子 他「自閉症スペクトラム障害の発症脆弱性と環境」『精神神経学雑誌』114巻、928-933頁、2012年

第5章

発達性協調運動症の理解と支援
── 発達障害のもう一つのフロンティア

──宮地泰士

> 近年、注目を集めつつある発達性協調運動症（DCD）の症状、成因メカニズム、診断や支援について、DCDについて現在わかってきていることを概説する。

Keywords

発達性協調運動症（DCD）、協調運動、運動コントロール、不器用、運動パターン、運動学習、課題指向型アプローチ、過程指向型アプローチ、子どもの遊び

1. DCDとは

(1) はじめに

　近年、発達障害に関する社会的認識が広がり、自閉スペクトラム症（ASD）、注意欠如・多動症（ADHD）、限局性学習症または発達性学習症（LD）に対する支援や研究がどんどん進歩してきている。ところが、先述の3つの発達障害や古くから知られている知的発達症と比較するとまだ知名度が低く、ある意味"未開拓"の発達障害がある。それが発達性協調運動症（発達性協調運動障害）（Developmental Coordination Disorder：DCD）である。しかし、知名度が低いから重要でないかというとそうではない。

　例えば、食事や授業中に落ち着きがなくゴソゴソと身体が動いていたり、集中が途切れてボーっとしたりしているという子が発達障害の外来を受診すると、真っ先に思いつく可能性はADHDではないだろうか。しかし、その子は姿勢の安定維持が困難で常に姿勢を変えないといられないのかもしれないし、手先が不器用で箸が上手に使えず食事が面倒だと思っていたり疲れてしまっていたりするのかもしれない。実際に、手先が不器用な子は字を書くのも苦手であることが多く、学校の書字の練習や授業中の板書、連絡帳への記載などに強い抵抗感をもっていることもよくある。そのため、不器用さゆえに授業中の落ち着きのなさや学習意欲と成績の低下、忘れ物の多さなど、さまざまな不適応を生じることがある。そのような子にあえて厳しく指導したりすると、ますます書字への嫌悪感と拒否感が増し、指導者との関係が不調になる可能性もある。そして、問題行動が増えたり精神的な問題が生じたりして、事態がより深刻で複雑なものになってしまうこともありえる。また、友達と遊ばない子がいる場合も、本当は遊びたくても遊べない（遊ぶ自信がない）のであって、その理由として運動や作業が苦手だからということがあるかもしれない。このように、表面的な症状の裏側に実は意欲の低下や自信の低下が潜んでおり、その根源に「不器用」という真の困難が潜んでいる可能性もあるのである。そして、この「不器用」を代表とする症状をもつ発達障害がDCDなのである。

　他章では、発達障害研究の最先端（フロンティア）について解説されているが、本章では、この発達障害の"未開拓地（フロンティア）"であるDCDについて概説していきたい。

(2) 協調運動機能とは

　DCDとは、運動または作業の円滑な実行に必要な協調運動機能の発達に支障が生じる発達障害である。協調運動機能とは、ある運動や動作を円滑かつ効果的に行うための、全身にわたる筋群全体の空間的、時間的活動パターンのバランスやまとまりである。例えば、投げられたボールを片手

図5-1　野球少年の動きに見える協調運動機能

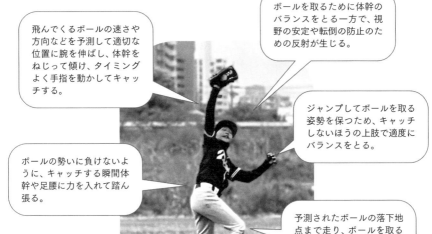

飛んでくるボールの速さや方向などを予測して適切な位置に腕を伸ばし、体幹をねじって傾け、タイミングよく手指を動かしてキャッチする。

ボールを取るために体幹のバランスをとる一方で、視野の安定や転倒の防止のための反射が生じる。

ジャンプしてボールを取る姿勢を保つため、キャッチしないほうの上肢で適度にバランスをとる。

ボールの勢いに負けないように、キャッチする瞬間体幹や足腰に力を入れて踏ん張る。

予測されたボールの落下地点まで走り、ボールを取るためにジャンプする際の勢いをつけバランスをとる。

手を伸ばした自分の身長では不足しているボールとの距離を補うため、タイミングよく必要な分だけ地面を蹴ってジャンプする。

捕球後にボールを投げる次の動作につながる動きをとりはじめる。

でキャッチするためには、ボールをキャッチする上肢の動き（取りやすいように腕がほどよく動き、手首も適度に屈曲し、指もボールの大きさとスピードに合わせてタイミングよく動く必要がある）だけでなく、踏ん張る足腰の力も必要である。キャッチする時のボールの位置によっては、身体全体を伸ばしたりひねったりジャンプしたりする必要があり、さらにその際にはバランスをとるために反対側の上下肢も動く必要があるだろう（図5-1）。

　このように、一つの動作においても全身のあらゆる筋肉が常に一緒に連動して全体の調和を保っており、これが協調運動機能なのである。そして、協調運動機能を発揮するためには、さまざまな感覚情報を統合し合目的な運動とそれを補佐するような運動指令を全身各所に出し、全体の調和を把

握調整することが必要であり、のちに延べるような脳内ネットワークの構築と機能が大変重要となる。運動の問題というと、筋肉など身体的な問題という印象があるかもしれない。しかし、中井らが「『協調運動（coordination）』とは視知覚・触覚・固有覚・位置覚などさまざまな感覚入力を統合し、運動意図に基づき運動計画を生成、運動として出力、その結果のフィードバックに基づき修正を行うという一連の脳機能である」[1]と述べるように、協調運動の問題は脳機能の問題なのである。

（3）DCDの症状

　DCDはこの協調運動機能の発達に問題が生じるのであるから、代表的な症状としては「不器用」「姿勢不安定」「力の調整困難」「バランスやリズム感の悪さ」などが挙げられる。乳幼児期には運動発達の遅れや非定型的な運動様式が認められることもある。また、口腔器官の不器用さにより発音不明瞭や咀嚼嚥下困難に伴う偏食が生じたり、衣服の着脱やボタンや紐結びなどの身辺自立に関するさまざまな動作が困難であったりすることもある。スポーツや体育はもちろん、音楽（楽器演奏など）や図工も苦手であったり、書字の苦手さから勉強や連絡帳の記載などを嫌がったりするようになることも多い。運動が苦手でおとなしかったり、ジャングルジムやブランコなどの遊具を怖がったりするタイプもいるが、平地を走り回るようなシンプルな運動なら問題なく活発なタイプもいる。しかし、最初は活発なタイプでも、学年が上がるにつれ、要求される運動動作はより高度になったり複雑になったりするため、次第に苦手さが勝り、運動を敬遠するようになっていく恐れがある。

　協調運動の問題は、他者との交流や集団活動にも支障をきたすことがある。先述のように、運動系の活動においても芸術系や制作系の活動のいずれにおいても協調運動機能は重要であり、DCDがある場合、次第に参加意欲が低下し孤立していくリスクもある。運動が苦手であったり、不器用であることをからかわれたり、チームメイトなどから批判されてしまうこと

もある。

その他、力加減が悪いと声が大きすぎたり動作や物の扱いが粗暴にみえたりして、批判や注意叱責の対象にもなりやすい。協調運動の苦手な子どもの保護者はそうでない子どもの保護者と比較して、肯定的働きかけといったポジティブな養育スタイルが低下し、叱責や育てにくさを感じるネガティブな養育スタイルが高まることが報告されている。[2]

姿勢の安定保持が苦手だと姿勢が悪かったりゴソゴソしたりしやすいため「やる気がない」「落ち着きがない」などと誤解されることもある。姿勢保持困難のある児は、余分な労力が必要となり疲れやすく、作業や課題に集中が続かなかったり、遊ぶ際にはすぐに寝転んだり、どこかにもたれかかったりしていることも多い。

さらに、さまざまな日常生活や社会生活における失敗や挫折が積み重なり周囲からの理解や支援が得られないと、自己肯定感や社会参加意欲の低下を招き、抑うつ的になったり引きこもりがちになったりすることもある。そして、運動習慣が身につかず生活習慣病のリスクを高めることにもなる。このように、協調運動の問題が身体面、心理面、学習面など、多岐にわたり影響を及ぼす可能性については、国内外でも多くの報告が挙がってきており、決して軽視してよいものではないということが認識されつつある。[3]

海外の報告では、小児におけるDCDの有病率は5〜6%と言われ、50〜70%くらいが青年期になっても困難さが持続すると言われている。また、[4] ASDやADHDなどほかの発達障害に高率に併存することが知られており、[1] DCDの併存の有無が生活適応や将来予後に影響を及ぼすことも指摘されている。

(4) 小児の発達と協調運動機能

ヒトの発達は環境との相互作用が大変重要で、運動機能は外界の探索や認識あるいは自分が外界にどのような影響を与えられるのかを理解するうえで非常に重要な役割を担うと思われる。子どもの発達の流れを見てみ

ると、最初は外界からの刺激に対する反射や反応の動きが多かったものが、やがて知覚認知や運動機能が発達してくると、自らの興味や意思によって外界を探索するようになる。そして、運動発達が進むことで活動範囲が広がり、姿勢が臥位から座位や立位へ変化することでさまざまな視野や視点で物を見ることができるようになる。さらに、姿勢の安定によって上肢の動きが自由になり手先の巧緻性が向上すると物の操作が発展し、外界への能動的な関わりが増え、理解と興味がより一層広がっていく。

　また、"外界"には物だけでなく人（他者）も存在し、お互いの働きかけや応答によって関係性を築いていく。つまり、認知や社会性の発達は他者を含む環境との相互作用を通して発達し、環境との相互作用は、環境への興味や探索意欲とそれを実現可能にする運動能力がそろってはじめて充実したものになると考えられる。このように、協調運動の発達は運動のみならず、認知や社会性などとの発達の基盤ともいえるのではないだろうか。

2. DCDのメカニズム

(1) 協調運動機能を構成する要素

　協調運動機能は感覚入力から運動出力までの一連の脳機能であるが、全身運動、手指の作業、姿勢の保持やバランスなど運動にもさまざまな種類があることから、DCDにはいくつかのサブタイプが存在することが想定される[5]。運動や作業すべてにおいて困難が生じるタイプもいれば、走ったり跳んだりするのは問題ないが、ボールを投げたり字を書いたりするのは苦手というような、協調運動機能の問題が特定の動きに現れる（それ以外には目立たない）タイプもいる。

　中井は、DCDのサブタイプや構成要素（DCDにおいて障害されている協調運動機能の構成要素）を、① 筋の緊張、② 感覚の統合、③ ボディスキーム（身体図式）・ボディイメージ（身体像）、④ 運動の内部モデル（運動計画・運動イメージ・

運動学習を含む）、⑤ 粗大運動のスキル、⑥ 微細運動のスキル、⑦ 書字のスキル、⑧ ミラーニューロン・システム、⑨ タイミングやリズムの同調、⑩ 脳神経を巻き込むもののいずれか、あるいはいくつかの組み合わせではないかと説明している。[5]

　このように、DCDにはさまざまなサブタイプがあり、全貌の解明にはまだまだ多くの知見を集積していく必要がある。

　しかし、協調運動機能を構成する要素をまとめると、少なくとも表5-1に示す①〜⑤の基本的な5つの要素があると考えられる。

　目的に見合った運動をする際には、適度な力や速さの調整、適切な方向の調整、リズムやタイミングの調整が必要であろう。どれか一つでも不適切であれば、たとえ目的を達成できたとしても、その動きは円滑さに欠け、ギクシャクしたものになることが想像できる。また、先述の通り協調運動機能とは、目的を達成するためにメインとなって動く身体部位だけでなく、全身に及ぶ各身体部位の調和である。つまり、力を入れるべき部位には入力が必要であり、逆に力を抜く必要がある部位には脱力が必要である。スポーツなどをする際に初心者は全身の至るところに力が入り（入りすぎ）、かえって動きがぎこちなかったり、疲れやすくなったりしてしまうが、上級者はこの入力と脱力のバランスが絶妙であり、動きがなめらかで力の入れ方に無駄がないように思われる。

　そして、私たちが適切な運動を行う際には、視覚や触覚、聴覚などさまざまな感覚情報の認知が非常に大切な要素となる。特に視空間認知は、あらゆる運動や作業において最も重要であり、視覚情報を入手するための眼球運動や視機能も重要であると思われる。さらに、適切な運動のためには外部からの感覚情報だけでなく、自分自身の内部からの感覚情報も必要不可欠である。自分の身体がどちらを向き、どのような状態になっているのかがわからなければ、状況や目的に見合った運動を行うのは困難となってしまうだろう。そのような自分自身の感覚の一つとして、身体図式・身体像がある。自分の身体はどのくらいの大きさで、手足を伸ばすとどのくらいまで届くのかといったことがわかっていなければ、頻繁に物にぶつかっ

表5-1 協調運動機能を構成する要素

① 身体各部の運動機能と制御力
- ▶ 力や速さの調整（筋出力の調整）
- ▶ 方向の調整
- ▶ リズムやタイミングの調整
- ▶ 主たる運動に必要な身体部位の連携調整
- ▶ 主たる運動を補助する全身各所の運動調整

② （複数の）感覚情報の認知、統合、処理

③ 身体図式・身体像、自身の運動能力の把握

④ 不随意運動や反射の制御・調整

⑤ 姿勢制御

⑥ （膨大な）運動パターンの学習・記憶・再生・修正・更新

⑦ 目的に見合った運動の計画の立案（運動イメージの想起）

適切な運動の選択や、順序だった運動・動作の円滑な遂行

たり転んだりするであろうし、物を取ろうとしても手が届かなかったり逆に届きすぎてしまったりするであろう。この身体図式・身体像の感覚は、さらに自分の身体だけでなく道具や乗り物などにまで広がることもあると思われ、バットやラケットなどの道具を使うスポーツや自動車の運転などが上手な人は、それらをあたかも自分の身体の一部のように把握し使いこなしている。

　なお、最近の研究では、この身体図式・身体像の発達は、胎児期の自発

運動に影響を受けることが指摘されており、子宮内での胎動による感覚運動学習・経験によって形成され始めているのではないかと言われている。[6]また、自分自身の情報という点では、大きさや長さだけでなく力の強さや速さについても重要であろう。自分の力量がわかっていなければ、力加減の調整がうまくいかず、物を落としたり逆に壊してしまったりするかもしれない。

　さらに、私たちの運動には自らの意思によって動く随意運動と、そうではない反射や不随意運動がある。この反射や不随意運動が必要でない時に勝手に作動してしまうと適切な運動は困難となるし、逆に必要な反射や不随意運動が出ないと困ることもあるだろう。そのため、運動をする際には、反射や不随意運動を制御・調整することも必要となる。また、運動や作業を行う際に姿勢の制御は大切である。もともとヒトの姿勢は安定性が悪く、わずかな動きであってもバランスが崩れやすいが、四肢・体幹のすべての筋肉が統合して活動し常に制御されている。[7]姿勢制御は、姿勢やバランスを保つためのさまざまな反射・反応や、隣接した脊椎の動きを安定させ脊柱を部分的に硬直化させる"ローカル筋（深部筋）"と起始と停止の位置が離れ複数の脊椎あるいは脊椎全体に作用する"グローバル筋（表在筋）"といった多数の筋が協調して働くことで成り立っている。[7]姿勢制御は、運動時に視界を安定化する意味でも大変重要である。

　このように、一つの運動や動作を円滑に行うためにはいくつかの基本的要素が必要不可欠であるが、実際の運動は単一的な動きではなく連続的であったり、複合的な動きであったりすることも多い。さらにさまざまな状況に応じて適切な運動を瞬時に判断して実行しなければならないことから、われわれは膨大でさまざまな運動パターンを習得し、自動的にそれを実行できるようにならなければいけない。例えば、私たちが歩く時は基本的要素によって運動するだけでなく地面の傾斜や凸凹などに応じて運動を調整しているわけであるが、地面から得られる感覚情報をいちいちチェックし、その都度どのような運動が適切かを考え実行に移していては、とても円滑な歩行はできないであろう。つまり私たちは、膨大な歩行の経験を

通してさまざまな歩行パターンを学習し記憶しており、状況に応じて自動的に適切な運動パターンを選択し再生できるようになっていると考えられる。歩行をし始めた頃の乳幼児は、両脚の幅が広く両上肢を挙上してバランスを保ちつつ、ギクシャクした動きで一歩一歩確かめるように前進するが、ちょっとしたことでつまずいたり転んだりしてしまう。しかし、次第に動きは速くなめらかになり、バランスをとるために両脚を開いたり両上肢を挙上したりしなくてもよくなる。そして、少々のことではつまずいたり転んだりせず、特に深く考える様子もなくさまざまな場所をスタスタと歩いていく。協調運動機能を考えるうえでは、合目的で円滑な動作を構成する基本的要素だけでなく、このような自動的な運動パターンの学習という要素を忘れてはならない。

　また、運動を開始する際には、さまざまな感覚情報や目的などから最適な運動パターンを選択したりイメージしたりする必要がある。このような"運動イメージ"は、実際の身体運動を伴わない動作のリハーサルと考えられている[7]。また、運動イメージを想起すると、その運動制御に関連する脳の運動野が実際の運動の時と同じように賦活することが知られており、新しい運動の習得や運動の精度向上に有用であることが知られている。よくイメージトレーニングと呼ばれるものも、この運動イメージによるものであろう。運動イメージには、過去の運動経験をもとに構築される主観的な筋感覚的イメージと、それに伴い映像化した自己の運動イメージ（一人称的イメージ）と、他者の運動を観察・分析し、自己の運動に置き換えることによって構築される客観的な運動イメージ（三人称的イメージ）とがある。ちなみに、自分の動作を撮影して見たり演奏した音などを録音して聞いたりするのも三人称的イメージと考えられる。どちらの運動イメージも運動の精度を高めるためには大切であるが、主観的なイメージと客観的なイメージは時に乖離していることもあり、両者の差が大きいほど実際の運動は客観的にみて稚拙となる[7]。

　また、三人称的イメージの構築の際にはミラーニューロンシステムやメンタルローテーションが必要となる。ミラーニューロンシステムは、他者

の動作を観察した時に自分は動いていなくても、その動作の際に活動するニューロンが賦活することで発見された神経回路で、模倣や他者の意図理解や共感性に関与することが知られている。一方、メンタルローテーションとは、他者の動作を脳内で回転して自己と同じ方向に置き換え理解する機能のことで、これがうまく働かないと動作模倣の際に鏡像的な動きになったり、表と裏が逆の動作になったりしてしまう。そして、これらの機能不全はASDにも観察されることが知られており、DCDとASDが共通する脳内メカニズムをもっていることが示唆されている。

(2) 運動学習メカニズムとDCD

　近年、協調運動機能やDCDの脳機能において注目を集めているのが運動の内部モデルである。ヒトの運動が脳内でどのように実行されているのかを模式図に示すと図5-2のようになると思われる。まず、自身の内外から来る刺激（感覚）により運動欲求が起こる。そして、身体図式・身体像や運動イメージの想起といった内的情報と、視覚等による外的情報をもとに運動パターンの選択が行われ（運動企図）、運動指令が身体各部に伝えられることで運動が始まる。運動が開始されると、それに伴いさまざまな状況が変わり、新たな感覚情報が入ってくる（運動結果としての感覚入力）。自分が移動すれば、さまざまな位置関係が変わるし、地面からの抵抗や空気抵抗を感じるであろう。バランスの変化や前庭感覚（回転感覚）を感じるかもしれない。何か物を追いかけている時であれば、その対象物との距離や方向なども変化するであろう。それらの感覚情報をもとに、現在実行されている運動が適切であるかどうか（運動の目的や指令内容と現実との間に誤差がないかどうか）を確認し、もし誤差が生じていれば、それを補正するために運動の修正・修飾に関する新たな運動指令が出される。このようなサイクルを繰り返し、運動が合目的かつ効果的に遂行されるのである。

　なお、運動指令が身体各部に発せられるのと同時に、「この運動によって、このような感覚（運動結果）が来るであろう」と予想された感覚情報（感覚予測

図5-2 運動学習のしくみと運動の内部モデル

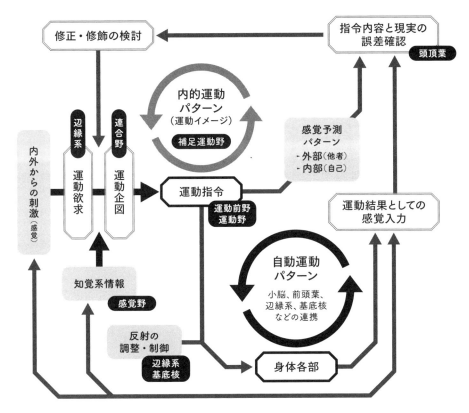

パターン）が、運動の誤差確認を行う脳内領域（頭頂葉）に送られており、実際に入ってきた感覚情報と予想された感覚情報との相違を瞬時に確かめられる仕組みがあることもわかってきている。この感覚予測パターンは自分自身の情報（内部感覚情報）とそれ以外（他者や対象物など）の情報（外部感覚情報）とがあり、特に外部感覚情報は、模倣や他者理解に関与するとされるミラーニューロンが関与していることが知られている。

　このようにしてヒトの脳内には、膨大な感覚と運動のパターン（自動運動パターン）が前頭葉、小脳、大脳辺縁系、基底核などの脳内ネットワークを通

表5-2　DSM-5におけるDCDの診断基準〈文献4を改変〉

A. 協調運動技能の獲得や遂行が、その人の生活年齢や技能の学習および使用の機会に応じて期待されるものよりも明らかに劣っている。

B. 診断基準Aにおける運動技能の欠如は、生活年齢にふさわしい日常生活活動を著明および持続的に妨げており、学業や学校での生産性、就労前後の活動、余暇や遊びに影響を与えている。

C. この症状の始まりは発達段階早期である。

D. この運動技能の欠如は、知的能力障害や視力障害によってはうまく説明されず、運動に影響を与える神経疾患によるものではない。

して学習（記憶）されており、この運動学習を繰り返していくと、運動が最適化され誤差が小さくなり、あえて意識されなくても必要に応じて自動的に実行できるようになっていくのである。このことは、最初は試行錯誤を繰り返した自転車乗りのような運動が、練習の末、特に深く考えることなく（自動的に）遂行できるようになることからも実感できる。DCDでは、この一連の運動学習の内部モデルの形成や修正（修飾）が困難であったり時間がかかったり自動的な出力の困難が生じたりすることが示唆されている。

3. DCDの診察と評価

(1) DCDの診断

　表5-2は、アメリカ精神医学会による国際的な診断基準DSM-5におけるDCDに関する内容である。まとめると、先述の協調運動機能の問題によって生活（日常生活だけでなく学業や就労なども含む）における明らかな支障が持続的に生じており、その症状は小児期から始まり、知的発達症、視力障

図5-3　人のパフォーマンスに影響を与える要因

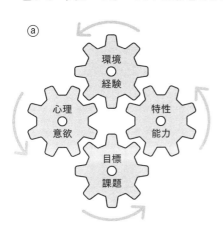

ⓐ

4つの"歯車"のバランスがよく、円滑に回ることができるので、良好なパフォーマンスが得られる。

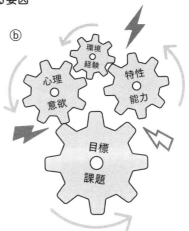

ⓑ

4つの"歯車"のバランスが悪く（環境・経験が乏しく目標・課題が難しい）、パフォーマンスも悪くなる。

害、脳性まひや筋肉神経疾患、経験や練習不足などによるものではない場合、DCDと診断されることになる。なお、世界保健機関（WHO）による診断基準ICD-10では、「運動機能の特異的発達障害（Specific Developmental Disorder of Motor Function：SDDMF）」とされていたが、ICD-11では「Developmental Motor Coordination Disorder」と名称が変更された。ICD-11は2018年6月に公表され現在日本語訳が進められているが、診断基準の内容はDSMと大きく異なることはないようである。

　しかし、人のパフォーマンスには本人の能力だけでなく、環境条件や課題の難易度（評価者からの要求水準）、気質や心理的状態などのバランスが大切である（図5-3 ⓐ）。例えば、本人のもつ能力と課題の難易度が合っていなかったり、課題を遂行するのに適さない環境や心理状態であったりするなど、それらのバランスが悪ければ、能力的には年齢相応であったとしても、期待されるパフォーマンスができないこともあるだろう（図5-3 ⓑ）。このことはDCDに限らず、発達障害全般に言えることであるが、生活の支障（パ

フォーマンスの低下）の程度は本人の能力以外の要因からも影響を受け、特に環境条件や課題の難易度は時代とともに変化することに私たちは注意する必要がある。運動に関して言えば、現代の子どもたちの生活は昔に比べて自由に身体を動かして遊ぶ機会が減っている一方で、与えられる課題の難易度（要求水準）が高くなってきているようにも思えるが、どうだろうか。

　例えば、近年では幼稚園や保育園でも早くから書字の指導を行い、縄跳びや鉄棒などの体操を指導しているところも少なくない。もちろん、そのような早期教育がいけないのではなく、それぞれの子どもの状態に合わせた適切な目標と指導方法で、子どもたちが意欲的に取り組めるようにきめ細やかな対応が実践できていれば問題はないのであろう。しかし、そのような工夫や対応がされないうえに課題をこなせないことに対して批判的な指導を受けてしまうと、本人の意欲が削がれ情緒や行動の問題に発展し、そのうちできるようになることでも本当にできなくなってしまうことが懸念される。特に幼児期は個人差が大きく、同じ学年であっても課題を遂行するための基礎的な力や機能が十分ではない子どもが一定の割合で存在する可能性は高い。また、幼児期はその子の気質や嗜好（興味）および経験などによる差も大きいため、他児ができる課題がこなせないからといって、すぐに障害があると判断することには慎重になるべきであろう。実際にDSM-5でも、Cの項目に「この症状の始まりは発達段階早期である」と述べているものの、DCDは「5歳より前に診断されることは典型的でなく、それは、この年齢においては多くの運動技能の獲得にかなりの差があり、幼少期において評価が安定せず、または運動の遅れの他の原因が十分に明らかにされていないかもしれないからである」という補足説明がされていることに留意する必要がある。[4]

(2) DCDの診察

　DCDの診察において問診は非常に重要である。実際には、たとえ発達障害の専門外来であっても、"不器用"を主訴に受診する子どもは少ないのが

現状である。それは、"不器用"の問題が本人のやる気やしつけの問題と誤解されやすいことや、併存するほかの発達障害の症状のほうに注目が集まり、協調運動機能の問題が見過ごされたり、軽視されやすかったりするといった理由が考えられる。本人自身も他者と比較したり、自分を客観的に評価したりするようになって、はじめて不器用の存在に気がつくことも多いが、その頃にはもはやほかの問題が大きくなってしまっていることもある。しかし、先述のように協調運動機能の問題はさまざまな症状として表れ、さまざまな問題の背景に潜んでいることが多い。そのため、支援者が心理・発達・行動の問題や悩みを聞く際には、その背景に協調運動機能の問題がある可能性を常に意識しておく必要がある。また、運動発達のマイルストーン（それぞれの運動発達の時期）やその時の運動の様子について聞くことも大切である。DCD児の場合、独歩などの運動発達が遅れていたり、ハイハイをせず座位のまま移動するシャッフリング（Shuffling）を行うなど、特徴的な運動様式を認めたりすることがある。また、DCDでは利き手や利き足の確立が遅れることがあるとの指摘もある。

さらに、診察や検査の場面における患者の言動をしっかり観察することも大切である。着座姿勢や診察を受ける際の身のこなしや衣服の着脱などの動きからDCDの可能性に気がつくこともある。知能発達検査においても、発音の不明瞭さの有無や描画などの際に道具操作の様子が観察できる。いずれにしても、支援や診察の際には、協調運動機能の問題の可能性を常に意識して、相談者の言動の様子や話の内容をしっかり見聞きすることが大切である。

そして、神経学的診察や各種検査などによって協調運動機能の評価を行うと同時に、病的反射の有無や小脳症状などを確認し、神経筋疾患の可能性を否定しておくことも必要である。神経学的診察においては、古典的な神経学的所見のほかに神経学的微徴候の有無などを確認する（表5-3）。神経学的微徴候とは中枢神経系の微細な異常や遅滞を示唆する所見の総称であるが、片脚立ちの持続時間や物をつかむ時の手指の動きなどのような神経系の発達の未熟性が関与していると考えられ、評価の際には年齢を考慮す

表5-3　一般的な診察室でもできる神経学的微徴候や
　　　　協調運動機能の診察項目の例

◎ 座ってできる検査
- ▸ じゃんけんのチョキ（ピースサイン）を作る
- ▸ 動作（手指や肢位）の模倣
- ▸ 指を順に折って数える
- ▸ 第I指と残りの指との対立運動
- ▸ 前腕の回内回外運動
- ▸ 左右の手の交互開閉
- ▸ 指でタッピング
- ▸ 指先接触試験
- ▸ 指鼻試験
- ▸ 描画（図形模写、人物画など）や書字　　など

◎ 立ってする検査
- ▸ 閉眼起立
- ▸ 片脚立ち
- ▸ 両足ジャンプ
- ▸ 片脚ジャンプ
- ▸ 直線上を歩行
- ▸ つま先歩行
- ▸ かかと歩行　　など

る必要のある"developmental soft sign"と、腱反射の左右差などのような正常の発達過程ではみられない軽微な徴候で評価の際に年齢を考慮する必要のない"soft neurological sign"とがある。現在、各施設において神経学的微徴候のほか、手指や四肢の動作模倣、左右の弁別や自分の指の同定、質問紙などを組み合わせてさまざまな診察が行われている[11][12]。また、5歳児健診の診察項目には片脚立ちやタッピングなど協調運動機能を評価する項目が含まれていることもある[13]。

　ただし、運動発達の遅れや特徴的な運動様式および神経学的微徴候はDCDを疑わせる所見の一つではあるが、それだけでDCDの診断をつけることはできないことに注意する必要はある。実際の診察においては、協調運動機能の問題により生活の支障が認められ、それを裏づけ、ほかの原因を鑑別するような神経学的所見を得ることで総合的に診断が行われている。また、最終的な診断の際には適切で信頼性・妥当性のある標準的な検査を行うべきであると考えられている[14]。

(3) 協調運動機能の評価尺度

協調運動機能の評価尺度としては、国際的にはMovement-Assessment Battery for Children第2版（Movement-ABC2）や質問紙であるDevelopmental Coordination Disorder Questionnaire（DCDQ）などが標準的に用いられているが、日本語版はまだ開発途中である。また、日本版ミラー幼児発達スクリーニング検査（Japanese Miller Assessment for Preschoolers：JMAP）や日本版感覚統合検査である感覚処理・行為機能検査（Japanese Playful Assessment for Neuropsychological Abilities：JPAN）には感覚運動機能を評価する項目が多く、協調運動機能の評価がある程度可能であるが、いずれも比較的低年齢児を対象としていることに注意する必要がある。

正確な診断や支援展開において、対象児者の正確な状態把握（評価）は大変重要であり、わが国におけるDCDに対する標準化された評価尺度の開発と普及が強く求められている。

(4) ほかの発達障害等の併存とDCD類似症状

先述のように、DCDはほかの発達障害に高率に併存することが知られており、ASDの40〜80%、ADHDの30〜50%、LDの50%、特異的言語障害の30%に併存するという報告もある。感覚情報処理の困難やミラーニューロンシステムの障害などはASDと、視空間認知や視機能の問題などはLDと共通し、同じ脳内特性をもっている可能性がある。また、運動学習や課題遂行の際には、ADHDにおいて困難とされる注意の持続や自己抑制なども大切な要素であることから、ADHDとDCDが併存しやすいことを容易に想像させられる。実際に、ADHDとDCDの併存例に対してADHDの症状改善のために使用される薬剤を投与することで、DCD症状も改善したという報告が散見され、ADHDとDCDの両者に共通の脳内特性がある可能性が示唆されている。

一方で、ASDにみられるコミュニケーションの問題や部分に集中しや
すく同時複数の情報処理が困難である特性および感覚知覚の異常や模倣
の困難さなどは、運動の学習や遂行を苦手にさせる可能性がある。全般的
な知能の遅れを伴う知的発達症にみられる課題遂行能力の弱さや教示理
解の困難もまた同様である。先述のADHDに対する薬剤でDCD症状が改
善した例についても、薬剤によってDCD症状が直接改善したのではなく、
ADHD症状が改善したことにより運動の学習や遂行が改善した可能性も
ある。つまり、いずれの発達障害も協調運動機能の問題がなくても運動の
学習や遂行に支障をきたす可能性のある要素をもっており、DCD類似症
状を呈しやすいと言えるだろう。実際に、箸やペンの持ち方も操作も困難
で不器用だと思われていたASD児に視覚的教示の工夫（写真などによる手本の
提示など）を行い指導すると、速やかに上達したという例は少なくなく、そ
のような子どもは協調運動機能の障害ではなく、単に道具操作の学習が困
難だったために運動遂行に問題が生じていただけであり、原因（診断）はや
はりASDのみでよいと考えられる。

　また、ICD-11では、衝動性や不注意のために物にぶつかりやすい者
（ADHDによる問題）をDCDとは診断しないようにとの記載がある。ちょう
と、"学習困難"をきたす子どもが全例LDではないように、運動の学習や遂
行の困難についても、協調運動機能の問題を基盤とする"真のDCD"とそ
れ以外の原因による"DCD類似症状"とは区別するべきであろう。しかし、
DCDとそのほかの発達障害は先述のように共通する脳神経基盤を有して
いることや併存が多いことから、臨床において明確な区別は難しいことも
少なくない。

　なお、先述のように身体図式・身体像の形成が胎児期から始まるという
ことからも、早産児や極・超低出生体重児はそうでない児に比べてDCD
のリスクが高くなることが指摘されていることも付け加えておく。

4. DCDへの支援

(1) 生活適応能力の向上（課題指向型アプローチによる介入）

　DCD児者の生活適応力の向上を目指す支援として、適切な運動スキルを直接教えようとする課題指向型アプローチによる介入がある。[18]具体的に改善または向上したい運動・作業スキルの習得を目指していくもので、多くの施設でさまざまな支援が実践されている。その際には、当事者に適した目標（課題の難易度）とペース配分を調整し、必要に応じて補助を施して、当事者の意欲を大切にしながら、本人の認知や運動（動作）の傾向を尊重した指導をする必要がある。縄跳びのような複数の動作を同時に行うような運動については、一連の動作を分解して練習し、あとで統合させるような工夫もある。具体的には、まずその場で繰り返し跳ぶことと手首を使って縄を回す練習を別々に行い、両方が上手にできるようになってから縄を回して跳ぶ（統合させる）練習を行うといった方法である。さらに付け加えるならば、統合させる練習の最初は縄を切って練習すると回した縄が足にひっかからないのでよいかもしれない。

　このように、失敗を回避しながら課題遂行を促すエラーレス・ラーニングは、失敗体験に敏感に反応し意欲が容易に低下しやすい小学校低学年までの低年齢児や発達障害児には有効であると言われている。[5]補助の仕方についても、特に低年齢児や発達障害児には、できるところまで本人にやらせ後半（最後）を手伝う"フォワード・チェイニング"より、前半（導入）を手伝い後半（最後）を本人にやらせる"バックワード・チェイニング"のほうが意欲や達成感を促しやすく有効であるとされている。

　太田は、このような指導の原則として、① 常にポジティブに評価すること、② 積極的な参加を促し自我意識を高めること、③ 運動課題は興味をもちやすい課題で、能力相応で簡単なものから始めること、④ 課題の難易度を徐々に上げていき、持続を促し本人にも進歩がわかるように工夫するこ

と、⑤特定の技能の進歩と自己達成感の向上とを常に考慮するべきであること、⑥親に対する心理教育が必要であると述べている。[11]

また、先述のように協調運動機能は全身性の機能であることから、例えば箸やペンの操作を指導する際にも手指の動きにばかり注目するのではなく、姿勢の安定性や視覚認知などについても注意を払い、さらに併存するほかの発達障害特性も考慮した指導を行う必要がある。[19]

課題指向型アプローチの中で、国際ガイドラインでも推奨されているものとして、Neuromotor Task Training（NTT）とCognitive Orientation to Daily Occupational Performance（CO-OP）がある。[5] NTTは、援助者が対象者の状態と課題や環境条件などを分析評価し、課題遂行において問題となる部分に対して環境条件などを調整しながら運動技能をスモールステップで向上させていくもので、CO-OPは、対象者が自ら課題活動の"目標設定（Goal）－計画（Plan）－実行（Do）－評価（Check）"を繰り返しながら"自分らしい"運動技能の向上を図ることを援助していくものである。[5] どちらも子ども中心のアプローチで、NTTは低年齢児や知的発達に問題を抱える子どもにも適応できるのが特徴であるが、CO-OPは学童期以上や知的発達に問題のない子どもに主に適応される。[5]

ただし、課題指向型アプローチによる介入の場合、習得した動作は上達するが、それ以外の動作や協調運動機能全体が改善するとは限らないことに注意する必要がある。

（2）協調運動機能の向上（過程指向型アプローチによる介入）

日常生活を困難にしている特定の技能を直接教えるのではなく、感覚や知覚運動など運動困難の背景と考えられる要因に焦点化し、それらを改善させて脳の機能を高め、協調運動機能の改善を図ろうとするのが過程指向型アプローチである。[18] 協調運動機能そのものの底上げを図るのでボトムアップ的アプローチとも呼ばれ、先述の課題指向型アプローチはトップダウン的アプローチと呼ばれることもある。過程指向型アプローチには、感

覚統合療法、運動覚訓練法、視知覚訓練などがあるが、その有効性に懐疑的な意見もある。ただし実際の臨床現場では、作業療法訓練の際に感覚統合療法を取り入れるなど、課題指向型アプローチと過程指向型アプローチを組み合わせていることも多い。

一方、杉原らは、運動コントロール能力は、特に幼児期を中心とした小児期にさまざまな運動パターンとそのバリエーションを経験できる遊びをすることによって高められると述べている。つまり、自由で自主的な遊びを通してさまざまな感覚・運動体験を蓄積していくことが協調運動機能全体の向上には欠かせず、特に子ども時代の遊びや生活が大切だということである。そして、この"さまざまな感覚・運動体験の蓄積"はまさに過程指向型アプローチに通じるものである。過程指向型アプローチについては今後もさらなる検証や開発が求められるが、特にDCDへの早期支援において重要なアプローチであるように思われる。

(3) 生活の安定化と心理的支援

DCDへの支援では、課題遂行能力や協調運動機能の向上だけでなく、現在の生活における不便さの解消や心理的支援も大切である。そのためには、① さまざまな場面における困難感を軽減させるための工夫や配慮および補助具の利用、② 自尊心の保護や周囲の理解と協力の促進などが挙げられる。

太田は、不器用な子に対して不器用の問題だけを取り上げて対処しようとすると、時には子どもの拒否にあうなどの弊害を生じる可能性があり、併存する障害や心理的な二次障害などへの対応、親の心理的サポートなどを十分考慮していく必要性を述べている。つまり、苦手克服ばかりに比重がかかることで、かえって当事者の自己肯定感を下げたり、苦痛を強めたりすることがないように支援者は注意するべきであり、当事者が本当に望む支援とは何かを常に考える必要があるだろう。そもそも、運動をする意義は人によってさまざまである。それは記録や競技に勝つことばかりでは

なく、健康の維持・増進であったり、人との交流や集団活動を楽しむことであったり、ストレス解消を図ることであるかもしれない。つまり、DCDの支援において一番大切なことは、当事者が、たとえ運動が苦手であっても自分のことが好きであり、自分に適した運動を生涯にわたって楽しむことができる生活を送れるようになることなのかもしれない。

（4）おわりに

わが国におけるDCDの研究や支援は、まだ緒に就いたばかりである。協調運動機能やDCDのメカニズムの解明、DCDの評価や診断技術の確立、DCDへの支援技法の開発、子どもたちの協調運動機能を育む環境整備やDCDへの早期支援、DCDについての社会的啓発や支援の整備など、DCDについてはまだまだ開拓していかなければならないことが山積している。今後もさらにDCDへの認識と関心の輪が広がり、この分野における開拓者が増えていくことを期待してやまない。

文献

〈1〉　中井昭夫 他「DCD」　宮尾益知 他＝編集『発達障害のリハビリテーション —— 多種職アプローチの実際』医学書院、2017年

〈2〉　瀬野由衣 他「DCDQ日本語版と保護者の養育スタイルとの関連」『小児の精神と神経』52巻、149-156頁、2012年

〈3〉　北洋輔「運動の不器用さが子どもにもたらす影響」　北洋輔 他＝編『DCD・不器用な子も楽しめるスポーツがある社会のために』金子書房、2022年

〈4〉　American Psychiatric Association（日本精神神経学会日本語版監修）「発達性協調運動症／発達性協調運動障害」『DSM-5精神疾患の診断・統計マニュアル』医学書院、2014年

〈5〉　中井昭夫「DCDの子どもを理解し困りごとを解決する45の知識」　中井昭夫＝編著『イラストでわかるDCDの子どものサポートガイド』合同出版、2022年

〈6〉　中井昭夫「医学・脳科学からみたDCD」　辻井正次 他＝編著『発達性協調運動障害〈DCD〉—— 不器用さのある子どもの理解と支援』金子書房、2019年

〈7〉　新田収「協調運動を形作る要素」『発達性協調運動障害の評価と運動指導 —— 障害構造の理解に基づくアプローチ』ナップ、2018年

〈8〉　乾敏郎 他「認知発達の神経基盤 —— 生後8ヶ月まで」『心理学評論』52巻、576-608頁、2009年

〈9〉　新田収「発達性協調運動障害の評価」『発達性協調運動障害の評価と運動指導 —— 障害構造の理解に基づくアプローチ』ナップ、2018年

〈10〉 宮尾益知「神経学的微徴候の診かた」 鴨下重彦 他＝編『ベッドサイドの小児神経の診かた（改訂2版）』南山堂、2003年

〈11〉 太田昌孝「発達性協調運動障害」『精神科治療学』16巻増刊号、173-179頁、2001年

〈12〉 柏木充 他「問診と微細神経学的徴候による不器用さの簡易判定法について（9歳以上13歳未満での検討）」『脳と発達』41巻、343-348頁、2009年

〈13〉 小枝達也「5歳児健診における診察法」 小枝達也＝編『5歳児健診』診断と治療社、2008年

〈14〉 Blank R et al.: European Academy for Childhood Disability (EACD): Recommendations on the definition, diagnosis and intervention of developmental coordination disorder (long version). *Dev Me Child Neurol* 54: 54-93, 2012.

〈15〉 中井昭夫「協調運動機能のアセスメント —— DCDQ-R, Movement-ABC2 (M-ABC2)」 辻井正次＝監修『発達障害児者支援とアセスメントのガイドライン』金子書房、2014年

〈16〉 岩永竜一郎「感覚と運動のアセスメント —— JMAPとJPAN」 辻井正次＝監修『発達障害児者支援とアセスメントのガイドライン』金子書房、2014年

〈17〉 森野百合子「ICD-11における神経発達症群の診断について —— ICD-10との相違点から考える」『精神神経学雑誌』123巻、214-220頁、2021年

〈18〉 増田貴人「DCDに対する介入の方法論」 辻井正次 他＝編著『発達性協調運動障害〈DCD〉—— 不器用さのある子どもの理解と支援』金子書房、2019年

〈19〉 近藤久美 他「自閉症スペクトラム障害児の不器用さに対する作業療法の実際」『小児の精神と神経』53巻、159-167頁、2013年

〈20〉 杉原隆「幼児期の運動発達と指導の基本」杉原隆 他＝編著『幼児期における運動発達と運動遊びの指導』ミネルヴァ書房、2018年

第6章

発達障害の診断方法と臨床検査

―――鷲見 聡

I 発達障害の診断方法について

診断分類の目的などの説明を行い、現在使用されている操作的診断のメリットとデメリットについて述べる。また、支援のための診断分類についても考える。

Keywords

操作的診断、DSM-5、半構造化面接、評価尺度、カテゴリー分類、量的評価、ディメンジョン

1. 診断分類の目的と根拠

　いわゆる発達障害ブームが到来してからは、広汎性発達障害などの診断名を、あちこちでみかけるようになった。それらの診断名を、医学的に（科学的に）確立された病名と捉えている人が少なくないが、実際はそうではない。例えば、広汎性発達障害という名称は新しい診断分類では消滅し、自閉スペクトラム症という名称に置き換えられた。また、以前には「微細脳損傷」という診断名が広く使われていたが、今はその名称は完全に過去のものとなり、若手の関係者の間では知られていない。広汎性発達障害も同

表6-1　診断名をつける主な目的

1. 治療方針の決定
   ▶ 診断名に基づいた治療を行うことができる。

2. 情報交換をする
   ▶ 医療機関での紹介状。
   ▶ 研究・医学の進歩につながる。
   ▶ 一般の人々の間での情報交換。

3. 診断名の告知
   ▶ 患者・家族の理解の促進に役に立つ。

4. 事務手続きに必要
   ▶ 福祉制度の利用などに必要。

様に、過去のものとして忘れ去られるだろう。

　発達障害に関連する診断名は、いわば砂上の楼蘭であり、いつ消えても不思議ではない暫定的な分類名称に過ぎないものが少なくない。つまり、発達障害の診断分類は、身体疾患とは異なり、医学的に確固たるものとは言えないのである。そこで、診断分類に関して整理し直し、じっくりと考えてみたい。

　まず、診断分類を行う一般的な目的について示す（表6-1）。診断名をつける1番目の目的は、治療方針の決定のためである。診断別の治療方法が、大部分の疾患で確立されているので、診断をすることによって速やかに治療方針を決めることができる。次に、情報交換をする場合の共通言語としての役割がある。例えば、医療機関の間で紹介状のやりとりをする場合には、診断名は重要な一つの情報である。また、研究をする場合の情報単位でもあり、医学の進歩にもつながる。一般の人々の間でも診断名は情報交換に用いられる。さらに、患者本人や家族に、診断名を告知することにより、理解の促進に役に立つ。また、福祉制度や保険の利用などの事務的手続きにも、診断名は必要である。

図6-1　診断名(診断分類)の根拠

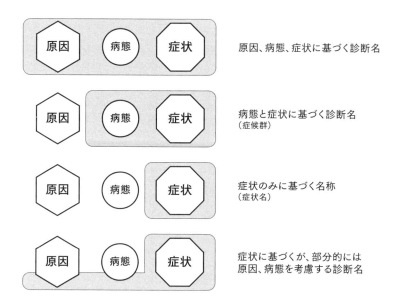

次に、診断分類の根拠について整理する。原因、病態、症状すべてに基づいている診断名は、確固たる分類と言える(図6-1・1段目)。例えば、マイコプラズマ肺炎というものは、マイコプラズマという病原体(原因)により、肺の炎症をきたし(病態)、咳や発熱(症状)をきたす。このような場合、原因から症状までの一連の因果関係が解明された病気であり、将来もその診断分類には大きな変化はないと予想される。原因にかかわらず、共通の病態と症状をもつことを根拠に分類している場合もある。例えば、腸炎は、原因は何であれ、腸に炎症を生じ、下痢や腹痛などの症状を呈したものである(図6-1・2段目)。また、症状のみで分類した場合、例えば、発熱は、病名というより症状名と呼ぶことがふさわしい(図6-1・3段目)。

近代医学が発展する前には、病気の原因がわからなかったため、症状による疾患の分類が行われていた。例えば、熱があれば「熱病」などと呼ばれ、症状が病名のように用いられていたのである。現在では、大部分の身体疾

患は、原因、病態、症状すべてを根拠に分類されている場合が多い。それらの疾患の原因が明らかになったためである。ただし、原因がはっきりしない疾患は、共通の病態や症状でくくった「症候群名」が用いられる。

　一方、発達障害を含む精神疾患は、今でも症状のみによって分類されている。そこだけを見ると、近代医学以前の時代の分類法と基本的には同じである。なぜ、症状による分類法が使われ続けているのだろうか？　実は、精神疾患についても原因分類が行われていた時代があった。ただし、その原因は、生物学的な原因ではなく、無意識を含む心理的原因が想定されていた。ところが、心理的原因の特定は客観的に行うことが困難で、医師それぞれの経験や推測に頼らざるをえない。そのため、心理的原因による分類では医師によって診断が食い違うことが多く、この診断分類法は情報交換のためには適さなかった。結局、心理的原因を棚上げにして、観察可能な精神症状に基づく分類に落ち着いたのである。

　その後、脳科学が進歩するのに伴い、生物学的な研究のほうも精力的に行われるようになった。しかし、今でも大部分の精神疾患では生物学的な原因が特定されていないため、精神症状のみに基づいて分類が行われている。しかし、もしも生物学的な原因を解明できれば、原因による診断分類が優先される。例えば、MRCP2遺伝子異常が発見されたため、レット障害は広汎性発達障害の下位分類ではなく、遺伝性疾患の一つとして扱われるようになった。

2. 精神疾患の診断統計マニュアル

　アメリカ精神医学会の診断・統計マニュアル（DSM）[1]は、メンタルヘルスに関する統計を作成するための診断手順を編集したものである。当初は精神科医のみが使用すると想定されていたが、版を重ねるにつれ、精神科医以外のさまざまな領域の専門家までが使うようになってきた。わが国でもDSMに関する関心は高く、さまざまな雑誌等で特集が組まれてきたが、べ

テラン精神科医による解説がほとんどだったため、精神科医にとっての基礎なことは省略されている。しかし、非精神科医（他科の医師や心理職、教員など）にとっては、省略されている基礎的事項をまず理解しなければならない。そこで、DSMの歴史や操作的診断について、解説を加える。

（1）心的葛藤を重視した診断基準（DSM-Ⅰ、Ⅱ）

最初の診断基準DSM-Ⅰは、1952年にアメリカ精神医学会によって作成された。DSM-Ⅰは、無意識の存在を想定し、心的葛藤を重視した力動精神医学の考え方に基づいた分類で、精神疾患を3群に分けていた。次に、DSM-Ⅱが1968年に作られた。基本的な考え方はDSM-Ⅰと同様であったが、精神疾患を10群に分類し、多動系の児に対して初めて「こどもの多動性反応」という分類を設けた。しかし、DSM-ⅠとⅡでは、明確な診断方法が示されず、診断はそれぞれの医師の判断に委ねられた。その結果、医師の間で診断が一致しないという状況が生まれた。つまり、同じ患者であっても、医師によって異なる診断名が与えられることが多く、DSM-ⅠとⅡはあまり普及しなかった。

（2）操作的診断による診断基準（DSM-Ⅲ、Ⅳ）

力動精神医学の考え方による診断方法では医師間の診断不一致が問題となったため、診断の一致を目指した診断方法がDSM-Ⅲ（1980年）から採用された。観察可能な精神症状の項目のリストを作成し、患者がその項目のいくつに当てはまるかを調べ、操作的（機械的）に特定の診断区分（カテゴリー）に分類する方法で、「操作的診断」と呼ばれている。例えば「項目3つ以上が1年以上続く場合に、○○病と診断する」という手順で分類する。この方法では、客観的に観察可能な症状のみを評価対象とし、そのうえチェックするポイントも定めているため、医師間の食い違いが少なくなる。比較検討や情報交換にはとても有効な方法である。

表6-2　操作的診断のメリットとデメリット

◎ 操作的診断の主なメリット
　▸ 医師間の診断不一致を避けられる。
　▸ 患者に関する情報交換が容易になる。
　▸ 比較検討が可能になる。
　▸ 知見の蓄積が可能で、治療の進歩につながる。
　▸ エビデンス精神医学の確立。

◎ 操作的診断の主なデメリット
　▸ 質問項目が表面的な内容に限られる。
　▸ 質問項目の焦点が患者の悩みに合っていない場合が多い。
　▸ 医師が一人ひとりの患者について深く考えなくなる?
　▸ 診断項目の合致数がギリギリ足りない場合、
　　医療が必要でも診断名をつけられない。
　▸ 原因の異なる場合(例:ADHDと虐待)でも判別できない。

　この画期的な方法を取り入れたため、DSM-IIIは一気に世界的に広まった。精神医学にきわめて大きな影響を与え、さらに、その影響は福祉などさまざまな分野にまで及んだ。この基準に関しては、「エビデンス精神医学の始まりである」と高く評価する意見がある一方で、そのマイナス面を指摘する意見も根強い。表6-2に示したように「医師間の診断不一致を避けられる」「患者に関する情報交換が容易になる」「比較検討が可能になる」「知見の蓄積が可能で、治療の進歩につながる」などのメリットがある。一方、デメリットとして挙げられるものは、「質問項目が表面的な内容に限られる」「質問項目の焦点が患者の悩みに合っていない場合が多い」「長期的な発達経過が考慮されない」などである。また、操作的診断基準を用いて機械的に診断することにより、「医師が一人ひとりの患者について深く考えなくなる」という批判もある。それ以外にも、「診察場面での微妙な表情、雰囲気、その場の空気を感じたとしても、操作的診断基準にはそれらが反映されない」「診断項目の合致数がギリギリ足りないケースの中には、医療

が必要な場合もあり得る」などの意見もあった。

　このように批判的な意見も少なくないが、それらはDSM（操作的診断）を診療の中心に据えた場合にのみ生ずる問題ではないだろうか？　DSMの本来の目的とは、その名称（Diagnostic and Statistical Manual）にあるように、診断・統計マニュアルである。すなわち、症例を集計して検討する場合や、情報交換を行う際の共通言語として活用できるものであり、もともとは診療のための教科書ではない。本来の目的でのみDSMを使用し、それぞれの患者に適した診療を行っていけば、批判されたような問題は生じないと思われる。

　ところが実際には、DSMを中心に診療を考え、診断基準の項目をいくつ満たすかばかりに着目している支援の専門家が少なくない。発達障害に関する解説文の類をみても、診断項目の表を掲載している、あるいは、診断基準の説明が中心に据えられている場合が多い。しかしながら、発達障害の臨床にとって重要なことは、"長期的な発達"の視点をもって理解することである。その時点での症状の数を重視するDSMは、子どもたちを診るには不向きな分類ともいえる。また、DSMの分厚い書籍もあくまでも診断マニュアルであって、発達障害の教科書にはなりえない。教科書的な役割を期待する場合には、発達の視点を重視したものをまず選ぶべきだろう。DSMを用いる場合には、その意義を十分に理解したうえで使いこなす必要がある。逆に、DSMに振り回されてはならないのである。

⑶ ディメンジョン的診断について

　広汎性発達障害という分類の考え方には「一般の子どもたちと広汎性発達障害児とは明確に区別することができる、また、下位分類の間にも明瞭な境界線を引ける」という前提があった。ところが、その後の調査研究によって、広汎性発達障害の基準をギリギリ満たさない子どもたちも多数いて、明確な境界線を引くことが困難なことが明らかとなった。そのため、量的評価（特徴の程度の評価）の視点も取り入れたほうがよいという意見が出始めた。

図6-2　カテゴリー分類と量的評価

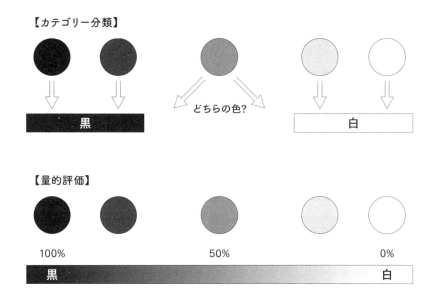

　量的評価とは、ある特徴がどの程度かを評価する方法である。例えば、白と黒の2種類のボールを分類する場合には、白か黒かというカテゴリー分類でも問題は生じない。しかし、灰色のボールがある場合にはどちらに分類すればよいか判断が難しい（図6-2）。このような場合、黒の比率がどの程度か（何%か）という量的評価のほうが適している。子どもたちの発達の特徴に関しても、その特徴が連続的に分布しているため、量的評価のほうが実態を正確に表すことができる。例えば、特定の玩具に没頭することは特別な行動と考えられていたが、実際に調べてみると、定型発達児の21%に「玩具の一部に集中し、本来的でない遊び方」が認められた[5]。つまり、一般の子どもたちとASD児の違いの大部分は、その行動の有無というより、程度の違いに過ぎなかったのである。

　なお、英語圏では「ディメンジョン」という用語がよく使用されており、日本語に訳すると「次元的」となる。日本語では聞き慣れない表現だが、図

図6-3　ディメンジョナル(次元的)な評価

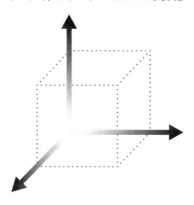

　6-3に示すように、空間的な広がりとある方向に関する尺度を指す。ディメンジョン的診断という場合は、ある症状や特徴に関して、その程度(重症度)を評価することであり、量的評価と基本的には同じ考え方である。

　発達支援の場面においては、従来の診断分類(カテゴリー分類)よりも、このディメンジョン的診断の考え方が役に立つと思われる。なぜなら、どの診断分類に属しているかよりも、「ASDの特徴はどの程度か」「ADHDの特徴はどの程度か」「知的発達のレベルはどの程度か」「協調運動の発達はどの程度か」など、それぞれの程度を正確に評価したほうが、一人ひとりの発達の凸凹に応じた支援が可能になるからである。なお、DSM-5にもディメンジョン的診断を採用することが議論されたが、全体としてはカテゴリー診断の枠組みが維持され、一部だけにディメンジョン的診断の考え方が取り入れられた。

(4) 新しい診断基準(DSM-5)のASD

　発達障害に関して、DSM-IVへの改訂時には大きな変更がなかったが、DSM-5では大きな変更が加えられた。その一つは、広汎性発達障害という用語の代わりにASD(Autism spectrum disorder、自閉スペクトラム症または自閉症スペ

クトラムと訳されている）という名称が採用されたことである。自閉的な特徴が一般集団まで連続的に分布しているというスペクトラムの概念を重視した名称で、ディメンジョン的な考え方と矛盾しない。

　もう一つの大きな変更点は、5種類の下位分類（自閉性障害、アスペルガー障害、レット障害、小児期崩壊性障害、特定不能の広汎性発達障害）が廃止され、すべてがASDという一つの診断にまとめられたことである。この点に関しては、プラス面とマイナス面がある。

　プラス面としては、アスペルガー障害と特定不能の広汎性発達障害の区別をする必要がなくなったことが挙げられる。この両者の臨床経過には明確な違いが存在しないため、どちらを選ぶかは診断する医師によって異なる場合があった。両者を区別する必要がなくなったことにより、臨床現場での混乱を回避できる。

　マイナス面として危惧されている点は、ASDという一つの診断分類がカバーしている範囲が広すぎることである。ASDのみでは、診断を受けた子ども（大人）がどのような人かを想像することが難しい。ASDといっても、障害児専門の学校に通う子どももいれば、普通学級に通う子どももいる。重度の知的発達症を伴い発語のない人もいれば、高い技能を活かして経済的に自立している人もいる。知的能力以外についても、衝動性の高い人、緊張しやすい人、運動の苦手な人、逆に運動の得意な人、実にさまざまである。ASDという広い括りの診断名だけでは、今後の見通しや目標の概略を描くことさえ難しく、診断分類としての意義が低下したと感じられる。

　また、ASD診断に必要な項目として「社会生活上の困難さ」という点がDSM-5では明示されるようになった。つまり、医学的な分類にもかかわらず、境界の線引きを"社会的状況"に委ねたことになる。ASDの診断は、社会学的要因にも左右されるのである。したがって、ASDに関して社会学的な視点から検討を行うことも忘れてはいけない。

(5) 世界保健機関の診断分類(ICD-11)

　医療関係者の間ではDSM-5が使用されているが、行政機関でよく使用されている診断分類は世界保健機関による基準(International Statistical Classification of Diseases and Related Health Problems：ICD) である。ICDの対象はすべての病気に及び、その中の精神疾患についてはDSMとの整合性に配慮されながら作成されてきた。最新版は2022年に発効されたICD-11で、わが国の行政機関でも間もなく導入される可能性が高い。

　発達障害の診断基準に関してICD-11とDSM-5はほぼ一致している。ただし、ASDについては独自の区分が採用されたので、その点について解説を加える。ASDを、知的発達の遅れ(知的発達症)を伴うかどうかによって2つに分け、それぞれをさらに言語の機能的使用の状況で細かく分けている。「機能的言語がみられない」「機能的言語の不全を伴う」「機能的言語の不全がない又は軽度の不全」の3通りで、それぞれについて分類コードが指定されている。DSM-5のASDがさまざまなタイプを一括りにしたカテゴリーとなっていることに対して批判的意見が多いため、このように細分化したものと推測される。

3. 特定の病気に合併するASDについて

　ASD発症のメカニズムは複雑であり、いろいろな発症の道筋がある。その中の一つは、特定の病気とASDが合併するタイプである。もともとの病気の症状に加え、行動特性がASDの診断基準にあてはまる場合で、「症候性ASD」「器質的ASD」などの名称を用いる専門家もいる。これまでのASDの臨床研究では、このようなASDを除外した場合が多かった。しかし、DSM-5ではこのタイプもASDに含め、「既知の医学的または遺伝学的疾患、または環境要因と関連する自閉スペクトラム症」と記載することになった。

表6-3　特定の疾患に合併するASDについて

① 自閉スペクトラム症
　▶ 特定の疾患・要因が関与していないASD。

② 症候性自閉スペクトラム症
　▶ 特定のひとつの疾患・要因が関与しているASD。
　▶ その疾患の患者全員ではなく、患者の一部が自閉症状を示す。

　　1. 神経皮膚症候群、先天性筋疾患
　　　　結節性硬化症／結節性硬化症

　　2. 染色体異常症
　　　　脆弱X症候群 ／ 染色体の構造異常（15番染色体など）／
　　　　ダウン症候群 ／ 22q11.2欠失症候群

　　3. 先天異常、先天性筋疾患
　　　　プラダーウィリー症候群 ／ アンジェルマン症候群 ／
　　　　レット症候群 ／ ソトス症候群 ／ 筋ジストロフィー

　　4. 先天代謝異常症
　　　　フェニルケトン尿症 ／ ヒスチジン血症 ／ アデニロ
　　　　サクシネートリアーゼ欠損症

　　5. 胎内環境（母親の感染、薬物等の服用）
　　　　風疹 ／ サイトメガロウイルス感染 ／ サリドマイド
　　　　／ バルプロ酸 ／ アルコール

　　6. 低出生体重児、周産期要因

　　7. その他、解明されていない疾患・要因

ASDの診断基準を満たすケースについて、「ASD」と「症候性ASD」に分ける場合がある。

　表6-3の②に示した疾患名は、比較的高い確率（例えば、その病気の10人に1人）でASDが合併する特定の病気である。例えば、ダウン症候群の約10人に1人はASDの特徴を示し、ASDの診断基準を満たす（逆に言えば、10人中9人は

ASDではない）。ほかの例としては、メンデル型遺伝病の一つの神経皮膚症候群、環境要因といえる胎内ウイルス感染症でもASDが合併しうる。つまり、遺伝子の異常による病気もあれば、遺伝とはまったく無関係な病気の場合もある。

このタイプのASDの場合は、特定の病気の多彩な症状が早期からみられる場合が多い。例えば、外見的な特徴、てんかん、重度の知的発達症、運動機能障害などである。そのため、ASDの診断の前にその病気の診断がついていることが圧倒的に多い。ただし、逆の順番もありうる。例を挙げると、先にASDと診断され、特徴的な皮膚所見から神経皮膚症候群の診断に至るという流れである。このような特定の病気の早期診断も患者にとって重要なので、ASDの診療に携わる医師はそれらの疾患についても十分な知識をもつ必要がある。また、診断告知の際には「一つの病気だけでも大変なのに、2つも診断がついてしまう」と大きなショックを受ける可能性があるので、その点にも配慮をする必要がある。「正しい情報を伝える」「前向きな気持ちになれるように配慮する」という一見相反することについて、診断告知の際に精一杯努力するべきだろう。

4. ADHDの歴史と診断基準

「発達障害」という用語が、現在使われている意味で広く使われるようになったのは比較的最近で、10年ほど前からである。つまり、今当たり前のように使われているこの用語の歴史は、実は短い。

一方、人々はずっと前から、知的には遅れのない"個性的な"子どもたちの存在に気がついていた。例えば、19世紀のドイツ人医師、ハインリッヒ・ホフマンが書いた絵本『ぼうぼうあたま』には、いろいろなタイプのやんちゃな子どもたちが出てくる。その中の「ぎょうぎのわるいフィリップ」は、だまって食卓に座っていられず、テーブルかけにぶら下がろうとして、ごちそうをひっくり返してしまう。いつの時代にも、多動で不注意な子ども

たちがいたのである。

　多動・衝動性を示す子どもたちに対して、医学の対象とみるように
なったのは、20世紀になってからである。1902年にロンドンの小児科医の
ジョージ・スティルが「落ち着きのない43例の子ども」について医学雑誌
*Lancet*に報告したのが嚆矢とされる。その後、多動の子どもたちについて
多くの議論が積み重ねられ、彼らを示す名称も、次から次へと変わってい
くことになる。また、当初は躾の問題と考えられていたが、その後、脳の何
らかの損傷ではないかと考えられるようになった。きっかけとなったのは、
北米における1917年の脳炎の流行である。脳炎回復後にも多動・衝動性
を示す子どもが多くみられたため、脳に何らかの損傷が生じたと推測され、
「脳損傷児Brain-injured child」の概念が提唱された。しかし、その後の検
討では脳損傷があることを証明することができなかった。そこで、検査上
検出できない微細な損傷があるという仮説のもとに、微細脳損傷（Minimal
Brain Damage：MBD）という概念が提唱された。MBD児には、多動・衝動性
のほかに、不器用さや学習面の困難さを示す場合があり、現在の発達性協
調運動症や限局性学習症（学習障害）の起源とも考えられる。

　しかし、脳損傷（Brain Damage）という用語が不適切だとの指摘があったた
め、微細脳機能障害 Minimal Brain Dysfunction（MBD）という名称に変更さ
れ、この診断名が1960年代に世界的に広まった。しかし、さまざまな脳研
究が継続されてきたにもかかわらず、脳の異常は見出されなかった。一方、
臨床症状に関しても「あまりにも多彩な、さまざまな症状や特徴を含んで
いる」という批判的意見が出され、一つの疾患単位として妥当性に疑問が
投げかけられるようになった。

　その後、脳障害という原因よりも、多動という症状をより重視する考え
方が強くなり、1968年のDSM-Ⅱでは小児多動性反応（Hyperkinetic Reaction
of Childhood）という診断分類が設けられた。1980年のDSM-Ⅲでは、不注
意症状を重要視した注意欠陥障害（Attention Deficit Disorder：ADD）に分類名
が変更され、1987年のDSM-Ⅲ-Rでは注意欠陥多動性障害（Attention Deficit
Hyperactivity Disorder：ADHD）となった。2014年のDSM-5日本語訳では、注意

欠如・多動症と少し表記が変わった。

　このように、落ち着きのない子どもたちを表す診断名称(診断概念)は時代とともに変化してきており、医学的概念として確固たるものとは言いがたい。診断基準で取り上げている症状をみても、身体疾患のような明確な症状ではない。例えば、DSM-5の多動性・衝動性の項目には「しばしば手足をそわそわ動かしたり、トントンたたいたりする」「しばしばしゃべりすぎる」という表現があるが、一般の幼児にもみられる行動である。ADHD児の場合は、その行動の程度が極端なだけである。したがって、どのレベルまでを個人差とし、どのレベルからを病的とするか、その境界線を引くことが非常に難しい。一応の目安として、診断基準や診断スケールが作られたが、それらは評価する側(医師等)の判断にも左右される。また、どこまで許容範囲とするかは、所属する文化によっても異なる。多動性・衝動性という行動も、別の見方をすれば、活動的で行動力がある長所として捉えることが可能で、必ずしもマイナス面だけではない。集団生活上のルールを守ることができれば、子どもたちの個性を彩る一つの特徴ということもできるだろう。

5. 支援のための診断分類を考える

　診断をつける目的の一つは治療方針の決定である。一般の医学的疾患の場合、診断が確定すれば治療方針が決定し、その後の見通しが見えてくる。しかし、DSM-5の神経発達症(発達障害)は、診断名からはどのような経過を辿っていくかがわからない。例えば、ASDの人の中には生涯にわたる手厚い福祉的支援が必要な人もいれば、社会人として完全に自立できるようになる人もいる。また、DSMのようなカテゴリー分類は、症状が年齢とともに変わっていく小児期には不向きな分類とも言われている。したがって、DSM-5の診断分類は治療(支援)の道しるべとしての役割を十分に果たすことができていないのである。そこで、"科学的視点"という本書の主題から

表6-4　発達障害の杉山の分類〈文献8〉と主な治療について

杉山の分類と、対応するDSM-5分類	主な治療と支援
1型　発達凸凹 ◎ ASDの大部分 ◎ ADHD ◎ 発達性協調運動症 ◎ 知的発達症（軽度）	▸ 生活の中でのサポート ▸ アドバイス ▸ ADHDの一部には薬物療法 ▸ 必ずしも医学的治療は必要ではない
2型　自閉症 ◎ ASDの一部	▸ 薬物療法 ▸ 特性を考慮した対応
3型　発達性トラウマ症 ◎ 反応性愛着障害 ◎ 脱抑制型対人交流障害 ◎ 心的外傷後ストレス障害 （ASD、ADHDと診断される場合あり）	▸ トラウマ処理のプログラム ▸ 薬物療法 ▸ 親子並行治療
4型　器質的基盤のある自閉症・知的発達症 ◎ ASDおよび知的発達症の中で、 　器質的基盤（特定の病気）があるケース	▸ 特定の病気に対する治療 ▸ 薬物療法 ▸ 特性を考慮した対応

　は脇道にそれるが、“治療と支援”の視点からも診断分類について考えてみたい。

　治療・支援の基本的方針や将来的な見通しを考える場合には、発達障害の4型分類[8]がわかりやすい（表6-4）。古茶の精神科疾患の階層分類[9]をもとに杉山が作成した分類である。第1型は「発達凸凹」で、DSM-5の診断分類で言えばADHD、発達性協調運動症、知的発達症（軽度）、大部分のASDが当てはまる。主な支援はサポートとアドバイスで、薬物療法はADHDの一部に必要なだけであり、必ず医学的治療が必要なわけではない。低年齢時に問題視された特性は、その後プラスの個性にもなりうる。第2型「自閉症」は、ASDの中でもこだわりや感覚過敏が強いタイプで、睡眠障害もしばしば合併する。薬物療法や特性を考慮した対応が必要となる。第3型「発達性トラ

ウマ症」は、トラウマが起因の脳の機能的および器質的変化によるもので、ASD類似の症状、ADHD類似の症状、認知の障害、フラッシュバック、強度行動障害など、さまざまな症状を示す。DSM-5で分類した場合、ADHDあるいはASDと診断される場合がある。難治性のケースが多く、薬物療法、トラウマ処理、親子並行療法などが必要である。第4型は「器質的基盤のある自閉症・知的発達症」で、特定の病気（例えば、染色体異常症）があるうえに、自閉症あるいは知的発達症にも該当するタイプである。なお、特定の病気には数多くの種類がある。病気の種類によって身体症状は異なっており、命に関わる重い症状を示す場合がある。したがって、身体症状に対する医学的治療を行って健康な状態を保ち、そのうえで支援を進めなければならない。

　わが国では発達障害児には医学的治療が必要と考える人が多く、第1型「発達凸凹」の場合であっても医療（医師）に大きな期待を寄せる親（養育者）が少なくない。確かに一部の発達凸凹には医学的治療が必要であるが、大半は不要であり、重要なことは日々の生活の中での工夫やサポートである。したがって、教育・保育・心理・福祉などの専門家が支援の中心的役割を果たすことができる。一方、ほかの分類の場合には医学的治療が必要になってくる。そのため、まだ医療機関を受診していない場合には教育的配慮などだけで様子を見るべきではなく、支援の関係者は受診することを勧める必要がある。特に第3型の発達性トラウマ症の場合は、トラウマ処理、親子並行治療などの精神医学的アプローチが重要である。さらに第4型の場合は、特殊な染色体疾患や神経疾患などの治療も行わなければならないので、小児神経学・臨床遺伝学などの専門医の診療が必要になる。

　もちろん、この分類の同じ型であっても治療や支援には一人ひとり違いがあるが、治療・支援の方向性は同じである。また、多職種連携における支援を考える場合にも、この分類は役割分担の参考になるだろう。児童精神科外来（発達外来）の予約待ち問題は多くの地域でいまだに解決していないが、この分類の考え方を取り入れれば改善していくのではないだろうか？ただし、臨床研究や紹介状などにはこの分類は不向きなので、その場合に

はDSM-5（ICD-11）を用いなければならない。

文献

〈1〉　American Psychiatric Association（日本精神神経学会日本語版監修）『DSM-5精神疾患の診断・統計マニュアル』医学書院、2014年

〈2〉　中安信夫「DSMは精神科医をして『感じず、考えない人』に堕さしめた!」『精神科治療学』27巻、131-134頁、2012年

〈3〉　滝川一廣『子どものための精神医学』医学書院、2017年

〈4〉　髙橋脩『発達障害児と家族への支援』日本評論社、2022年

〈5〉　岩永竜一郎 他「3歳児健診における広汎性発達障害児スクリーニング精度向上のための質問項目に関する研究」『小児の精神と神経』48巻、235-242頁、2008年

〈6〉　鷲見聡「発達障害の新しい診断分類について ── 非専門医も知っておきたいDSM-5の要点」『明日の臨床』30巻、29-34頁、2018年

〈7〉　ICD-11 for Mortality and Morbidity Statistics（Version:02/2022）（https://icd.who.int/browse11/）

〈8〉　杉山登志郎「発達障害支援のこれまでとこれから」『小児内科』54巻、1070-1075頁、2022年

〈9〉　古茶大樹『臨床精神病理学』日本評論社、2019年

II 発達障害児に対する臨床検査

> 発達障害児に対してさまざまな種類の臨床検査が実施されている。行動特性に関する検査、染色体検査などの特定の疾患を調べる検査、脳波などの神経学的検査などの臨床検査について解説する。

Keywords
半構造化面接、評価尺度、染色体検査、遺伝子検査、脳画像検査、脳波

1. 行動特性に関連する検査〈1〉

(1) 診断確定のための半構造化面接・観察法

　現在の発達障害の診断は操作的診断基準によって行われているため、伝統的な診断法に比べると医師間の不一致は少なくなった。しかし、DSMで定められているのは行動のどこをチェックするか? ということであり、そのやり方の詳細までは規定していない。そのため、若干の診断不一致が生ずる可能性がある。それを避けるためには、質問や観察の内容・手順を細かく定める構造化を行う必要がある。ただし、100%同じ手順で進めることが臨床現場では難しいため、一定の裁量を与えてほぼ同じ手順で進める半構造化がよく使用されている。

　ASDの診断のための半構造化の面接法としては、自閉症診断面接－改訂版（Autism Diagnostic Interview-Revised: ADI-R）、半構造化の観察法は自閉症診断観察検査－第2版（Autism Diagnostic Observation Schedule Second Edition: ADOS-2）が国際的に広く使用されており、日本語版も作成されている。また、発達

障害から児童精神疾患までさまざまな疾患に対応した面接法にはKiddie-Schedule for Affective Disorders and Schizophrenia Present and Lifetime Version（K-SADS-PL）があり、最近日本語版の使用も可能になった。

(2) 発達特性に関する評価尺度

　発達の特性や精神状態に関する評価尺度にはいろいろなタイプがある。例えば、ASDの特性を調べる自閉症スペクトラム指数、ADHDの特性を調べるADHD-RSである。このようなアンケート形式（質問する、または記入してもらう）の評価尺度は、簡便性に優れているためすでに広く使用されている。

　それらのメリットとして挙げられることは、質問が決まっているため、その結果を用いて情報交換をする場合に都合がよい。また、経験の少ない臨床家であっても、重要なことを漏らさずに質問することができる。さらに、世界中から同じ尺度のデータを集めて検討することも可能で、診断・治療の進歩にもつながる。

　デメリットは、質問が決まっていることにより、患者にとって最も重要なことが含まれない場合があることである。例えば、本人にとっての独自の悩みや成育環境に関する重要なことについて何も問わない可能性がある。もちろん、評価尺度でカバーできない部分を、臨床家それぞれが補うようにすればよいことであるが、評価ツールの情報だけで十分だと"勘違いする"ことは問題である。発達や精神症状の評価ツールも、それを診察の中心に据えてはいけないだろう。一人ひとりに合わせた丁寧な問診や行動観察こそ、診察の基本である。

2. 特定の疾患の検査

　先に述べたように（表6-3 → P.147）、特定の疾患にASDなどが合併する場合がある。発達障害の診断の前に、特定の疾患が診断されている場合が多い

表6-5 発達障害児に実施されている臨床検査

検査の種類	検査の手法	検査の対象
1. 発達・行動に関連する検査		
1) 半構造化面接	聞き取り・観察	△
2) 発達・行動特性の評価	聞き取り・観察	◎
2. 特定の原因疾患・合併疾患の検索		
1) 遺伝子・染色体検査(一般的)	血液などを分析	診察
2) 遺伝子・染色体検査(先進的、第3章参照)	血液などを分析	研究
3) 代謝・内分泌疾患検査	血液などを分析	診察
4) 聴力検査	医療機器使用	診察
3. 神経学的検査		
1) 脳画像検査(一般的)	医療機器使用	診察
2) 脳画像検査(先進的、第8章参照)	医療機器使用	研究
3) 脳波	医療機器使用	△
4) 協調運動関連の検査(第5章参照)	聞き取り・その他	○
5) 睡眠に関連する検査	聞き取り・記録	○
6) 感覚異常、自律神経、その他	聞き取り・その他	○

◎:必ず実施する検査　　○:実施する場合が多い検査　　△:実施するかどうかは施設により異なる
診察:診察所見で実施の判断をする　　研究:研究を実施している病院のみ

が、ASDの診断が先で、あとから別の疾患が見つかる場合が稀にある。そこで、ASDのみ診断された子どもに対して、特定の疾患の検査をどのように進めていくか整理する(表6-5)。

　染色体や遺伝子の検査には、どの病院でも実施可能な一般的検査と研究段階の先進的検査がある。診察で染色体異常症の症状(例えば、特徴的な顔つき)や知的発達症が明らかな場合などには、染色体検査を実施する必要がある。発達障害の特徴以外の症状がまったくない場合には、染色体や遺伝子の検査を行わないことが多い。

　なお、言語発達に遅れがある時には、聴力障害が原因の場合がある。呼

名に反応しない場合にはASDをまず疑うが、聴力障害の可能性も考慮に入れて物音への反応などを観察する必要がある。聴力障害の可能性がある場合には聴力検査も行う。

3. 神経学的検査

脳の形態や機能を調べる脳画像検査には、どの病院でも実施可能な一般的検査と研究段階の先進的検査がある。頭囲の異常など、脳の形態異常が疑われる場合には一般的な脳画像検査を実施する必要があるが、発達障害の症状だけの場合には検査を実施しない場合が多い。なお、先進的な脳画像検査は、一般の病院では実施することができない(第8章参照)。

脳波検査はてんかんの診断に欠かせないものである。知的発達症やさまざまな臨床症状を伴うケースではてんかんの合併率が比較的高いので、脳波検査を行う必要性が高い。発達障害の症状のみの場合、てんかん発作の頻度は一般集団よりやや高いと考えられているが、大半のケースではてんかん発作は出現しない。そのため、脳波を実施するかどうかは医療機関によって分かれている。

睡眠や感覚の問題は日常生活に大きく影響するので、必ず問診などで確認する必要がある。そして、それらの問題が確認された時には、医療機器を用いた検査を追加する場合がある。

4. 臨床検査の実施を迷う場合

直接検査を担当しない支援関係者が、もし臨床検査について意見を求められた場合には、どのように答えるべきだろうか? 発達障害以外の明確な症状を伴う場合には病院で検査を受けることを勧めたほうがよいが、問題は発達障害以外の症状を伴わない場合である。念のための検査を積極的

行う担当医もいれば、検査の負担を考慮して実施しない担当医もいる。また、同じ検査を実施した場合でも、ある家族には安心感を与え、別の家族にとっては精神的ストレスになるだけかもしれない。したがって、担当医以外の支援者は、臨床検査に関しては安易に意見を述べるべきではない。「検査をすることを強く勧める」あるいは「必要ない」と断言した場合には、担当医と家族との信頼関係に悪影響を及ぼしたり、不安を増長することもありうる。担当医と納得いくまで話し合うことを、第三者は勧めるべきと思われる。

文献

〈1〉　辻井正次＝監修『発達障害児者支援とアセスメントのガイドライン』金子書房、2014年

〈2〉　Nishiyama T et al.: The Kiddie Schedule for Affective Disorders and Schizophrenia Present and Lifetime Version (K-SADS-PL) for DSM-5: A validation for neurodevelopmental disorders in Japanese outpatients. *Compr Psychiatry* 96: 152148, 2020.

第7章

発達障害の薬物療法

前田 徹

I 薬物療法入門 —— 薬って何?:医薬品の概要を知る

有効で適切な薬物療法を行うにあたり、薬が作用するメカニズムや副作用、剤型など、知っておくべき基本的な薬の知識について述べる。

Keywords

神経伝達物質、吸収・分布・代謝・排泄、薬物血中濃度、副作用、剤型、徐放錠

1. 薬とは

一般に、病気の診断、治療、予防のほか、健康の維持、増進のために用いられる物質を薬と呼んでいるが、法令用語としては「医薬品」という言葉がある。医薬品は医療に用いられることを目的とした薬品で、「医薬品、医療機器等の品質、有効性及び安全性の確保等に関する法律(薬機法)」によって定義され、製造、販売には国の承認を得ることを必要としている。医薬品は、医師が患者さん一人ひとりの病気や症状、体質などに合わせて処方する「医療用医薬品」と、薬局やドラッグストアで購入できる「要指導医薬品」およ

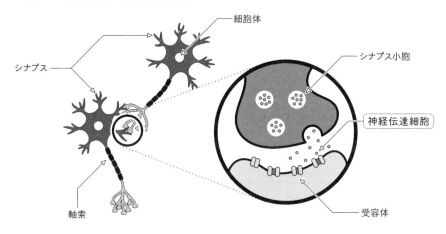

図7-1　神経細胞と神経伝達物質〈文献1〉

細胞体

シナプス

シナプス小胞

神経伝達細胞

受容体

軸索

び「一般用医薬品」の大きく3つに分類される。

2. 薬の作用する場所

　筋肉や脳などの特定の部位には「受容体」と呼ばれるものがある。この受容体に薬の成分が結合したり、受容体に結合すべき物質を阻害したりすることで作用を表す。

　精神系の薬でキーワードとなるのが「神経伝達物質」である。脳内の神経細胞から神経細胞へとさまざまな情報（電気信号）を伝える役割をもっている。人間の世界で言うと「手紙」のようなものである。神経伝達物質のおかげで、人間を含む動物は、考えたり、感じたり、判断したり、学習したりという脳の活動を行うことができる（図7-1）。

　代表的な神経伝達物質は表7-1の通りであり、それぞれ精神活動への影響の仕方が異なる。

　ある神経伝達物質が過剰に放出されすぎていたり（届く情報が多い）、神経

表7-1 代表的な神経伝達物質と働き

神経伝達物質	主な精神活動への影響
ドーパミン	快感、興奮、幸福感
セロトニン	落ち着き、安定感
ノルアドレナリン	やる気、集中、積極性
アセチルコリン	記憶、学習、レム睡眠
GABA	不安や緊張を鎮める

伝達物質をキャッチする受け皿の働きが弱まっていたりして（届く情報が少ない）、そのバランスが崩れるとさまざまな症状や障害が引き起こされる。例えば、セロトニンとノルアドレナリンが不足すると、うつ病になるという説はよく知られている。神経系の薬は、こうした脳内の神経細胞間（＝シナプス）における神経伝達物質の授受の仕組みに働きかけて、伝達をスムーズに行う役割を果たす。

3. 薬は病気を完全に治すもの?

薬は必ずしも根本的に病気を治すために使用されるわけではなく、むしろ病気を根本的には治さない薬の種類が圧倒的に多い。これらの薬は病気を予防したり改善したりすることに働き、病気を治すには患者さん自身の自然治癒力が必要となる。

発達障害においては、ADHDのガイドライン[2]にあるように、薬物療法は第一選択ではなく、まず環境調整や心理教育などの社会心理的治療を実施すべきであり、特性の一部や日常生活における困難さを緩和・改善するためのものとの位置づけである。

図7-2　薬物の吸収・分布・代謝・排泄〈文献3〉

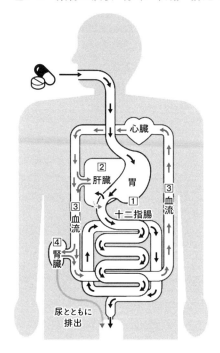

① 吸収

▸ 口から入ったくすりが、胃で分解され、大部分はその先の小腸で吸収され、血液中に取り込まれ、門脈（肝臓につながっている静脈）に入ります。

② 代謝

▸ 門脈から肝臓に入ったくすりは、分解されたり、毒性を弱められたりします。

③ 分布

▸ 肝臓を通過したあと、血液によって全身を巡る過程で患部に到達し、作用します。

④ 排泄

▸ くすりとして作用したあとは、腎臓を通過して尿として体外に排泄されるほか、肝臓から胆汁の中に排泄されて便になったり、汗や唾液と一緒に体外に出ていきます。

4. 薬と体の関係

　一般的な飲み薬の場合、食べ物と同様に、食道から胃へ、胃から腸へ行き、吸収されて、さらに肝臓へ運ばれる。その大部分はそのまま血液中に入り、血管を通って患部（病気のある部位）へ届けられる（図7-2）。特に重要な働きをするのが肝臓である。肝臓は薬を代謝（生体内で、物質が化学的に変化して性質が変わること、また、それに伴ってエネルギーが出入りすること）する機能をもっており、多くの薬は代謝によって、形が変わり作用を失う。1回、2回と肝臓を何回も通る度に代謝を受けて分解され、便、汗などと一緒に体外に排泄される。

5. 量・時間と薬

　一般的に、飲み薬が吸収されたあと、肝臓を通過して血液中に入り効果を発揮するまでには、15〜30分程度の時間が必要である。薬を飲んだ時、血液中の薬の濃度（薬物血中濃度）は徐々に上昇し、効果を表す。その後、肝臓で代謝されたり、腎臓から排出されることにより、徐々に低下する。血液中の薬の濃度を有効域の範囲内に保つことが薬の効果を維持するうえでとても重要であり、医師から指示された用法・用量を正しく守って服用することが大切である。

6. 薬と副作用：なぜ医薬品によって副作用が起こるのか

　薬は必要なところで効果的に働くだけでなく、ほかのところにも影響を与えることがある。かぜ薬を飲んで鼻水は止まったけれど、とても眠くなってしまったという場合のように、目的以外の好ましくない作用は「副作用」と呼ばれている。副作用が表れる原因はさまざまである。

　この世に副作用のない薬は存在しない。薬は私たちの体に何かしらの作用を行う。そのため、「副作用がない」ということは「薬としての効果もない」ということを意味する。

　薬の副作用が起こる仕組みとしては、主に次のようなものがある。

① 薬に対する過敏症

　アレルギーとも呼び、薬の量が正常であったとしても、その薬に対して体が過敏な状態であると健康被害が起きてしまうため、わずかな量で有害事象が発生してしまう。

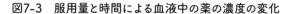

図7-3　服用量と時間による血液中の薬の濃度の変化

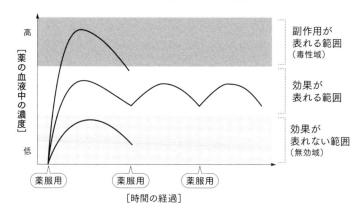

② 適正量を逸脱して薬を使用した場合

　薬には適切な服用量がある。この適切な量はたとえ同一人物であっても、年齢や体重の変化に伴って変化する。適正量を超えて薬を使用した場合、副作用が表れる。

　薬としての「効果が表れる有効域」と「副作用が表れる毒性域」を模式図にすると、図7-3のようになる。

　血液中の薬の濃度が低すぎる場合、薬としての効果が表れない。しかしながら、投与量を多くしすぎてしまうと副作用が表れてしまう。このように薬の血液中の濃度が無効域より高く、毒性域より低い水準で推移させる必要がある。

③ 本来とは異なる場所に薬が作用する

　薬は血液によって全身を巡るため、目的とする臓器以外にもさまざまな場所に分布する。そのため、本来とは異なる場所に薬が作用することがある。

　初期に開発された抗うつ薬を例に説明すると、抗うつ薬は脳に作用することで神経伝達物質のアンバランスを是正する。脳だけに作用すればよいが、抗うつ薬の中には副作用として「口に作用することによる口渇」や「腸

に影響を与えることによる便秘」などがある。

　また、脳内で十分な量のドーパミンを届けてほしいとして飲んだ薬が、ほかの神経伝達物質にも作用してしまうことがある。さらに、目的通りに脳内のドーパミンの量が増えたとしても、そのため注意力が高まると同時に目がさえて不眠になる、といったことが起こる。

④ 薬物や食品との相互作用

　かぜで医療機関を受診したとしても、「熱を下げる薬」や「痰を切る薬」「咳を鎮める薬」など症状に合わせて何種類かの薬が処方されることが多い。薬が1種類しか処方されないということは稀であり、一度に複数の薬を服用することが多いため、薬同士での影響を考慮する必要がある。

　薬は主に肝臓によって代謝される。代謝酵素にはいくつか種類があるが、異なる薬が同じ代謝酵素によって代謝されることがある。この場合、薬同士で代謝酵素の取り合いを行ってしまうため、どうしても薬の代謝が通常よりも遅れてしまう。酵素は2つの薬を同時に代謝する必要が出てくるからである。これにより、血液中の薬物濃度の上昇によって副作用が強く出てしまう。また逆に、ほかの薬や食品等との飲み合わせにより、薬の作用が弱くなってしまうこともある。

　このため、薬の服用に際しては、ほかに飲んでいる薬（併用薬）や食品・嗜好品との相互作用に注意する必要がある。

7. 副作用を防ぐために

　副作用について正しく理解しておくことで、副作用の早期発見や対応が可能となる。副作用に対して、以下の点に注意する必要がある。

① 薬の作用、病気に対する薬の必要性を理解する

　医師は、薬の効果と副作用の可能性の双方を考えて薬を処方しているた

め、場合によっては副作用よりも治療効果を優先して処方することもありうる。あらかじめ、病気や副作用について、医師・薬剤師から説明を受け、理解しておく。

② 薬の副作用についてよく理解する

どんな副作用が表れる可能性があるかを知っておく。少し様子をみても大丈夫な副作用か、緊急の対応が必要な副作用か、などの対処法についても事前に知っておくと安心である。

③ 正しい薬の飲み方を理解する

飲む時間、間隔、量や飲み合わせ、生活上の注意点などについてもよく理解しておく。

④ 普段と異なる症状がないか、冷静に自己観察する

不安になって自分の判断で薬を飲むのを止めてしまったり、量を加減したりすると、かえって病気を悪化させることもありうる。気になる時は必ず医師・薬剤師に相談する。

8. 薬の形（錠剤・カプセル・粉薬・液剤）と効果を高める工夫

薬を飲むと成分が吸収されて全身に運ばれて効果を表す。薬は「必要な時に、必要な量を、必要な部位に」到達させるのが理想とされている。そこで、薬を最も効率よく、かつ安全に患部へ届けるための工夫や技術が考え出されており、実際の内服薬に応用されている。

また、薬といっても、その種類は錠剤やカプセル剤以外にも「おしりに挿入する坐剤」や「塗り薬として使用される外用薬」など、さまざまな形がある。さらに、錠剤にも「裸錠（素錠）」「糖衣錠」「徐放錠」など、多くの種類が存在する。主に飲み薬として使用される、さまざまな薬の形を表7-2に示

表7-2　内服薬の剤型と主な種類

剤型	名称	特徴など
錠剤	裸錠（素錠）	乳糖やデンプンなどと薬の有効成分を混ぜ、そのまま錠剤の形としたもの
	糖衣錠	裸錠の周りを砂糖で包んだ錠剤。砂糖で覆うことにより、苦味をマスクする
	フィルムコーティング錠	裸錠の周りを水溶性の高分子の膜で覆った錠剤。苦味や臭いなどをマスクする
	腸溶錠	薬が胃酸に弱い場合に、胃で溶けず、腸で溶けるように設計
	徐放錠	薬が胃酸に弱い場合に、胃で溶けず、腸で溶けるように設計
	口腔内崩壊錠（OD錠）	唾液によって錠剤が崩壊、水なしで服用できる
	舌下錠	舌の下に入れ、唾液によって溶かす薬
	チュアブル錠	噛み砕いて服用する薬
カプセル剤	硬カプセル	比較的硬いカプセルの中に散剤や顆粒剤などが入っている
	軟カプセル	比較的軟らかいカプセルであり、中に液体の薬を入れることもある
散剤	散剤	顆粒よりも粒が細かい粉状の薬
	顆粒剤	散剤よりも粒が大きい粒状の薬
	ドライシロップ	散剤のようなパウダー状である場合が多く、服用時に水へ溶解・懸濁して飲む薬
液剤	水剤	薬を水に溶かしたり懸濁させてある液体の薬
	シロップ剤	水剤に砂糖や甘味料を加えることにより、苦味などをマスクする

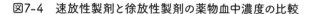
図7-4　速放性製剤と徐放性製剤の薬物血中濃度の比較

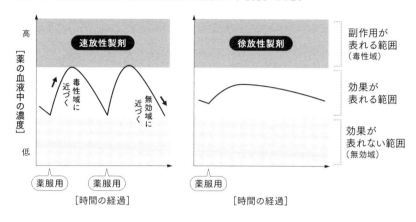

す。それぞれの剤型の特徴を理解したうえで、正しく使用することが必要である。

9. 徐放錠の重要性と意味

　血液中の薬物濃度が高くなってしまうと、その分だけ毒性域に近づいてしまい、その逆に、血液中の薬の濃度が低いと、薬としての効果が薄れてしまう。図7-4に示す通り、徐放化されていない一般的な内服薬（速放性製剤）を服用した直後の場合、薬の濃度が高くなって毒性域に近づき、薬を服用する直前であれば無効域に近づいて、薬の効果が弱くなっていることが考えられる。

　一方、徐放製剤化した薬は少しずつ薬が溶け出していくため、薬を服用後の急激な血液濃度の立ち上がりを防ぐことができ、毒性域に近づくことがなくなる。また、徐々に腸から吸収されていくため、血液濃度の推移をゆるやかにすることができる。そのため、薬の濃度を一定にすることができて、薬の効果が薄くなる無効域に近づくこともなくなる。一般的に徐放

性製剤は通常の速放性製剤に比べ、投与回数の減少、薬効の持続、副作用または毒性の発現の低減など、有効性、安全性上の利点も多い。

　後述するメチルフェニデート塩酸塩錠（商品名：コンサータ®）やグアンファシン（商品名：インチュニブ®）では、徐放製剤化されていることにより、作用が長時間持続する。

文献

〈1〉　小児神経伝達物質病家族会（https://jpnd.org/whatspnd/）
〈2〉　ADHDの診断・治療指針に関する研究会 他＝編『注意欠如・多動症−ADHD−の診断・治療ガイドライン 第4版』じほう、2016年
〈3〉　日本製薬工業協会「くすりの情報Q&A」（https://www.jpma.or.jp/about_medicine/guide/med_qa/q07.html）

II 発達障害における薬物療法

> 発達障害における薬物療法について、個々の薬剤の作用や特徴・注意点、
> 副作用および薬物療法の位置づけを述べる。

Keywords

中枢神経刺激薬、ドーパミン、ノルアドレナリン、セロトニン、メラトニン、
適応外使用、服薬アドヒアランス

1. 発達障害に用いられる薬剤

　発達障害は、生まれつきみられる脳の働き方の違いにより、幼児のうち
から行動面や情緒面に特徴がある状態であり、最新の脳科学研究でも、発
達障害の原因は明らかにされていない。しかし、その人がとる行動や反応
によって、その人自身が社会生活の中で不利益を被ると考えられる場合は
薬物療法の対象になる。

　発達障害に関する社会の注目とそれによる患者数の増加に伴い、わが国
における発達障害に対する薬物療法事情は近年大きく発展してきている。
10年ほど前までは発達障害に保険適用が承認されていた薬剤は1剤のみで
あったのが、その後、ADHDやASDに適用承認を受けた薬剤が次々に登場
し、2022年8月の時点では計7剤の薬剤が存在している。

　ADHDにおいては、2007年までは薬物療法の主体が中枢神経刺激薬で
ある短時間作用型メチルフェニデート製剤（商品名：リタリン®）のみであっ
た。しかし、本剤は適応外使用（すでに国内で承認されている医薬品を、承認内容の

範囲外、すなわち添付文書に記載されている効能・効果、用法・用量の範囲外で使用することであり、また、リタリンの乱用および違法取引が社会問題化したことから、2007年末でナルコレプシー以外の疾患に対するリタリンの処方が明確に禁止されることになった。しかしその当時、治験（薬の候補となる物質を健康な成人や患者に使用して、効果や安全性、治療法〔適正な投与量や投与方法〕などを確認する目的で行われる臨床試験のこと）中であったメチルフェニデートの徐放剤であるコンサータ®（商品名）が2008年はじめより6〜18歳の子どものADHDに対して使用可能となり、保険適応が承認された初の薬物となった。その後、2009年にアトモキセチン（商品名：ストラテラ®）、2017年にグアンファシン（商品名：インチュニブ®）、2019年にリスデキサンフェタミン（商品名：ビバンセ®）が相次いでADHDにおける保険適応承認となり、現在ではADHDに用いることのできる薬剤は4剤である。

　なお、ADHDのガイドライン[1]においては、「ADHDの治療・支援は環境調整に始まる多様な心理社会的治療から開始すべきであり、本ガイドラインはまず薬物療法ありきの治療姿勢を推奨しない」とある。しかし、同ガイドラインには「ADHDの症状が重篤、著しい自尊心の低下、日常生活上の困難、仲間関係の問題、（ADHD症状による）顕著な学習困難の5要因のいくつかが存在し、DSM-5のいう現在の重症度が『重度』である場合には治療初期から薬物療法導入の検討を始める」との記載もあるため、薬物治療の導入にはADHD児の特性のみならず、家庭内外の環境や問題点などを把握したうえで治療を開始することが重要である。

　また、薬剤選択の基準として、現在のガイドライン[1]では、「メチルフェニデート塩酸塩（商品名：コンサータ®）もしくはアトモキセチン塩酸塩（商品名：ストラテラ®）の単剤投与」が第一選択となっており、どちらを優先させるか明確な規定はない。チック症を併存症とする場合においては、アトモキセチン塩酸塩（商品名：ストラテラ®）の単剤投与が第一選択であり、これはチック症に対してメチルフェニデート塩酸塩（商品名：コンサータ®）が禁忌であるためである。

　一方、ASDにおいては、従来、1982年に「小児の自閉性障害、精神遅滞に

伴う行動異常」に対して適応となったピモジド（商品名：オーラップ®）のみで
あったが、2020年11月に販売中止となり、現在使用できる薬剤は2016年に
保険適応承認されたリスペリドン（商品名：リスパダール®）、2016年に保険適応
承認されたアリピプラゾール（商品名：エビリファイ®）の2剤であり、両剤とも
「ASDの易刺激性」（癇癪など）に対して適応がある。どちらも第二世代抗精
神病薬（非定型抗精神病薬）と呼ばれる薬剤で、ハロペリドールなどの第一世
代抗精神病薬（定型抗精神病薬）に比べ、① 副作用（錐体外路症状や高プロラクチン
血症）が少ない、② 統合失調症の陰性症状にも有効の2点が大きな特徴であ
る。

　なお、錐体外路症状とは、ドーパミンD2受容体の過度の遮断により起こ
ると考えられており、以下のような運動減少、運動過多の症状が出現する。

　　◎ 運動減少症状（筋緊張亢進）：筋肉の固縮、無動。

　　◎ 運動過多症状（筋緊張低下）：振戦、舞踏運動、片側バリズム、アテトー
　　　ゼ、ジストニアなど。

高プロラクチン血症とは、抗ドーパミン作用を有する抗精神病薬や消化
器官用薬など視床下部においてドーパミンの生成抑制や作用を阻害する薬
剤により引き起こされ、無月経や乳汁分泌、女性化乳房などが出現する。

　統合失調症には、健康な時にはなかった状態が現れる陽性症状と、健康
な時にあったものが失われる陰性症状がある。陽性症状の典型は、幻覚と
妄想であり、幻覚の中でも、周りの人には聞こえない声が聞こえる幻聴が
多くみられる。陰性症状は、意欲の低下、感情表現が少なくなるなどがある。

　また、ASDにおける対人コミュニケーションの改善にオキシトシンが有
効であるという報告があり、特にオキシトシン経鼻スプレーの4週間投与
により、ASDの中核症状である「他者との関わりについて」の改善が認めら
れた。本剤は現在もさらに大規模な臨床試験を実施中であり、将来的に新
たな治療薬の開発につながる可能性がある。

　小児期の発達障害に伴う入眠困難の改善として2020年にメラトニン（商
品名：メラトベル®）が保険適応承認となった。ADHDやASDを含む発達障害
では、慢性的な睡眠不足と不規則な睡眠覚醒リズムが大きな問題である。

睡眠不足がある場合、小児では多動や過活動、興奮症状を示すことが多く、また、睡眠の問題は発達障害の特性を強め、さらにそのことによって、また睡眠の問題が悪化するという悪循環を伴うことがある。本剤は内因性のホルモンであり、睡眠・覚醒を含む体内時計の日内リズムの維持・調整に関与し、入眠潜時（入床から入眠するまでの時間）を短縮することにより睡眠状態を改善する。〈3〉

　睡眠の問題は幼少期よりASDに併存することが多く、本人および家族にとっても疲弊が重なる大きな問題であるため、その改善は本人および家族の生活の質の向上に寄与する可能性がある。

2. 治療薬各論

　小児の発達障害に保険適応となっている7つの薬剤について、作用や特徴・注意点、主な副作用を以下解説する。

（1）メチルフェニデート（商品名：コンサータ®）

　作用：主にドーパミンおよびノルアドレナリンの再取り込みを抑えることで、脳内のこれらの神経伝達物質の働きを増強し、ADHDの症状を改善するとされている。（2）のリスデキサンフェタミンと同じく、中枢神経刺激薬に分類される。

　特徴・注意点：徐放性製剤のため、1日1回の服用で約12時間効果が持続する。割ったり、噛み砕いたり、すりつぶしたりせずに、水で服用する。寝つきが悪くなるなどの副作用が表れることがあるので、原則として午後の服用は避ける。運動性チックのある患者、トゥレット症候群またはその既往歴・家族歴のある患者には投与してはならない。

　主な副作用：食欲減退、不眠症、体重減少、頭痛、腹痛、悪心、チック、発熱、睡眠障害、動悸、口渇など。

（2）リスデキサンフェタミン（商品名：ビバンセ®）

作用：体内で活性体であるd-アンフェタミンへ変換され、ノルアドレナリンおよびドーパミンの再取り込みに関わるトランスポーターへの阻害作用、ノルアドレナリンおよびドーパミンの遊離作用、ノルアドレナリンなどを分解するモノアミン酸化酵素A（MAO-A）の阻害作用を表し、これらの作用により脳内におけるノルアドレナリンおよびドーパミンの働きを調節することでADHDの症状改善効果を表すとされている。

特徴・注意点：寝つきが悪くなるなどの副作用が表れることがあるので、原則として午後の服用は避ける。死にたいと思ったり（自殺念慮）、死のうとする（自殺行為）などの症状が現れることがあるため、患者の状態を注意深く観察するとともに、これらの症状・行為が現れた場合には、速やかに医療機関に連絡する。

主な副作用：食欲減退、不眠、体重減少、頭痛、吐き気など。

（3）アトモキセチン（主な商品名：ストラテラ®）

作用：主にノルアドレナリンの再取り込みを抑えることで、脳内のこれらの神経伝達物質の働きを増強し、ADHDの症状を改善するとされている。また、アトモキセチンは非中枢刺激薬に分類されている。

特徴・注意点：カプセル、錠剤、液剤（内用液）があるため、剤型の選択に幅があり、液剤（内用液）を用いれば投与量の調節が容易である。カプセルの内容物に眼球刺激性があるため、カプセル剤を開けて服用しないよう指導が必要。中枢神経刺激薬で問題となる耐性・依存性・乱用といった問題が生じにくい。

主な副作用：吐き気、食欲減退、傾眠、頭痛、腹痛、口渇、嘔吐、便秘、浮動性めまい、不眠症、体重減少、動悸など。

（4）**グアンファシン**（商品名：**インチュニブ®**）

作用：メチルフェニデートおよびアトモキセチンとは作用の仕組みが異なり、α2Aアドレナリン受容体という部分に作用する薬である。脳の前頭前皮質の錐体細胞の後シナプスに存在し、ノルアドレナリンの受容体であるα2A受容体を刺激することで、シグナル伝達を増強させる作用を表し、ADHDの症状を改善すると考えられている。

特徴・注意点：徐放性製剤のため、割ったり、噛み砕いたり、すりつぶしたりせずに、水で服用する。薬の作用として降圧作用および徐脈（脈拍を遅くする）作用を有することから、本剤の投与により血圧低下・低血圧、徐脈、失神を引き起こす可能性がある。投与中は血圧および脈拍数を定期的に測定するとともに、めまい、ふらつきがないかの観察が必要である。

主な副作用：傾眠、血圧低下、頭痛、口渇、めまいなど。

（5）**リスペリドン**（商品名：**リスパダール®**）

作用：統合失調症の治療薬であり、脳内のドーパミンD$_2$受容体とセロトニン受容体（5-HT$_2$）に作用することでドーパミン神経系のバランスを安定化させる作用があることから、ASDの易刺激性の改善に用いられる。

特徴・注意点：剤形に口腔内崩壊錠（OD錠）、細粒剤、液剤（内用液）があるため剤型の選択に幅があり、細粒剤や液剤（内用液）を用いれば投与量の調節が容易である。

主な副作用：体重増加、食欲亢進、めまい、アカシジア（じっとしていられない）、不眠、体が震える、便秘、落ち着きがなくなる、眠気、流涎（よだれが出る）、不安、倦怠感、筋肉のこわばりなど。

（6）アリピプラゾール（商品名：エビリファイ®）

作用：統合失調症の治療薬であり、脳内のドーパミンD_2受容体に作用することでドーパミン神経系のバランスを安定化させる作用があることから、ASDの易刺激性の改善に用いられる。

特徴・注意点：剤形に口腔内崩壊錠（OD錠）、液剤（内用液）があるため剤型の選択に幅があり、細粒剤や液剤（内用液）を用いれば投与量の調節が容易である。

主な副作用：不眠、神経過敏、不安、傾眠、アカシジア、振戦（手足の震え）、流涎、体重増加など。

（7）メラトニン（商品名：メラトベル®）

作用：睡眠や体内時計に深く関わる体内ホルモンであるメラトニンの受容体（MT1受容体やMT2受容体）に作用し、この受容体への刺激作用により自然に近い生理的睡眠を誘導することで、睡眠障害（不眠症における入眠困難など）の改善効果を表す。

特徴・注意点：剤形が細粒剤のため投与量の調節が容易である。効果が弱くなる可能性があるため、食事と同時や食直後の服用は避け、寝る支度をすませてから就寝直前に服用する。眠気、めまいなどが起こることがあるので、高いところに登るなどの遊びや行動、自転車などの乗り物の運転、危険性の高い電動工具などの機械操作をしないよう注意が必要である。

主な副作用：傾眠（昼間に強い眠気を感じたり、眠気でボーっとしたりする状態）、頭痛など。

　また、副作用と関連して、学校などで問題となりやすい状況として以下のようなことがある。保護者や支援者はこのような状況が起こりうること

を理解したうえで、適切な配慮をすることが必要である。

コンサータ：著しく食欲低下する子どももいて、給食を食べられない場合がある。給食を食べることを無理強いせず、保護者にその情報を伝える。長期的に体重増加不良の場合があるので、学校での身体測定の時にもその点に注意する。

インチュニブ：内服開始後しばらくの間、強い眠気が生じ、授業中居眠りをしたり、ボーっとする場合がある。子どもを厳しく叱るのではなく、保護者にその状況を伝え、特に眠気が強い場合には主治医と相談してもらうよう保護者と相談が必要。

リスパダール：副作用として、食欲亢進・肥満が生じる場合がある。肥満の場合、周囲から「いじめ」「からかい」を受けないように配慮する必要がある。

表7-3（→ P.178-179）に、2022年8月の時点で保険適応承認を受けている薬剤の一覧をまとめた[4]。なお、それぞれの薬剤の詳細な用法用量、薬理作用、副作用などは各々の添付文書などを参照していただきたい。

3. ADHD適正流通管理システム

コンサータ®錠については、不適正な使用による依存や乱用のリスク、不適切な流通を防止するため、従来から厳重な流通管理が行われていたが、さらなる適正流通管理を目的に、2019年12月2日より新たなADHD適正流通管理システムが稼働し[5]、コンサータ®錠およびビバンセ®カプセルについては、一定の流通管理基準で規定された登録基準を満たす医師・医療機関・薬局だけが処方・調剤可能であるとともに、処方する前に患者情報の登録が義務づけられることとなった。このことにより、ADHDの診断や治療に精通した医師によって適切な患者に対して処方されるとともに、患者自身

表7-3　小児の発達障害に処方される主な薬剤〈文献6をもとに作成〉

分類	一般名（先発品名）	主な適応	主な剤形	
中枢神経刺激薬	メチルフェニデート塩酸塩（コンサータ®）	ADHD	徐放錠	
	リスデキサンフェタミンメシル酸塩（ビバンセ®）	小児期（6歳以上〜18歳未満）におけるADHD	カプセル	
非中枢神経刺激薬	アトモキセチン塩酸塩（ストラテラ®）	ADHD	内用液・カプセル・錠（後発品）	
	グアンファシン塩酸塩（インチュニブ®）	ADHD	徐放錠	
非定型抗精神病薬（セロトニン・ドーパミン拮抗薬）	リスペリドン（リスパダール®）	小児期（5歳以上〜18歳未満）のASDの易刺激性	錠（3mgを除く）、内用液、細粒、OD錠	
非定型抗精神病薬（ドーパミンD₂受容体部分作動薬）	アリピプラゾール（エビリファイ®）	小児期（6歳以上〜18歳未満）のASDの易刺激性	錠、内用液、細粒、OD錠（24mgを除く）	
メラトニン受容体作動性入眠改善剤	メラトニン（メラトベル®）	小児期（6歳以上〜16歳未満）の神経発達症に伴う入眠困難	顆粒	

作用機序	備考
主に脳内のドーパミンとノルアドレナリンの働きを強める	1日1回朝服用 ※ 作用が12時間持続するため午後の服用は避ける 徐放錠のため粉砕不可 副作用：食欲減退、不眠症、体重減少、頭痛など
ノルアドレナリンおよびドーパミンのトランスポーター阻害作用やノルアドレナリンおよびドーパミンの遊離作用などにより、シグナル伝達を改善	1日1回朝服用 ※ 午後の服用は避ける 副作用：食欲減退、不眠、体重減少、頭痛、吐き気など
主に脳内のノルアドレナリンの働きを強める	1日2回服用 脳の覚醒が比較的少なくADHDの治療ができる 内用液剤があり剤型選択に幅がある 副作用：吐き気、食欲減退、傾眠、頭痛など
主に脳内のノルアドレナリンの受容体であるα2A受容体を刺激し、シグナル伝達を改善する作用を表す	1日1回服用 徐放錠のため粉砕不可 副作用：傾眠、血圧低下、頭痛、口渇、めまいなど
脳内のドーパミンD2受容体とセロトニン受容体（5-HT2）に作用することでドーパミン神経系のバランスを安定化	1日2回服用 内用液剤や細粒剤があり剤型選択に幅がある 副作用：体重増加、食欲亢進、めまい、アカシジア（じっとしていられない）、不眠など
脳内のドーパミンD2受容体に作用することでドーパミン神経系のバランスを安定化	1日1回服用 内用液剤があり剤型選択に幅がある 副作用：不眠、神経過敏、不安、傾眠、アカシジア、振戦（手足の震え）、流涎（よだれが出る）、体重増加など
視床下部のMT1とMT2受容体に作用して、覚醒から睡眠に体内時計のリズムを切り替え、睡眠状態を安定させる	1日1回就寝直前服用 ※ 食事と同時または食直後の服用は避ける 細粒剤のため投与量の調節が容易である 副作用：傾眠（昼間に強い眠気を感じたり、眠気でボーっとしたりする状態）、頭痛など

も患者カードをもつこととなり、薬物依存を含むリスク等について十分に管理できる医療機関および薬局においてのみ取り扱われることとなっている。

4. 適応外使用

　発達障害は多彩な併存症をもつことが多く、それらの治療のために抗精神病薬や気分安定薬、抗てんかん薬などが併用される場合があるが、それらのほとんどは適応外使用であり、主治医が各々の判断でその責任のもと、用いる必要がある。

　医薬品を適正に使用していたにもかかわらず副作用が生じ、入院治療が必要な程度以上の重篤な健康障害が生じた場合には、患者に対して医薬品副作用被害救済制度が適応される可能性があるが〈6〉、適応外使用の場合は適正な使用と認められない可能性が高く、重篤な副作用が生じた場合でも患者が保護されないことになる。したがって、この点を十分に配慮した薬剤選択と、患者・保護者への十分な説明と同意が必要である。

5. 薬物療法での効果判定と休薬

　併存症の有無にかかわらず、薬物療法の効果判定をどのように行うか、また休薬や投与中止のタイミングを理解しておくことは重要な課題である。

　ADHDのガイドラインにおいては〈1〉、推奨12「抗ADHD薬を服用中のADHD児の効果判定は診察時の臨床所見、ADHD-RS-IV-J、GAF値（DSM-5では重症度評価）、本人の評価、保護者の評価、学校や施設の評価を調査あるいは聴取し、医師が総合的に判断すべきである。こうした評価によりADHD症状の一定の改善と状態像の安定化が生じたら、2種類の抗ADHD薬で週末の休薬を試みることを推奨する」と記載されており、少なくとも

推奨に挙げた6種類の評価を総合的に検討して主治医が行うべきである。

6. 発達障害における薬物療法の位置づけ

　発達障害に対する薬物療法は、あくまで心理社会的支援を補助するためのものであるが、適切な薬剤選択とそれに基づく服薬は患者の生活の質の向上に非常に有用である。しかしその一方で、当事者やその家族などの中には薬物療法に頼ることに罪悪感に似た感情や、精神作用をもつ薬剤に対し拒否感を抱く例もある。発達障害の治療においては、安易に薬物療法に頼り心理社会的支援を軽視したり、逆に頑なに薬物療法を拒否し続けることは、どちらも好ましい状況とはいえない。

　医療の世界には「服薬アドヒアランス（服薬する本人が、薬が必要な状況を理解し、意志をもって服薬しているかどうか）」という概念がある。服薬アドヒアランスが低いと、薬の飲み忘れや医師の指示通りではない時間や回数で服用するといった問題が増える傾向があり、それでは得られる効果も減ってしまう。そのため、何を目的にして薬を飲むか、薬を飲むメリットとデメリットは何か、いつまで薬を続けるか、そうした点を本人、保護者、医師、支援者の間で十分に話し合い、しっかり納得したうえで薬を服用することが重要である。

文献

〈1〉　ADHDの診断・治療指針に関する研究会 他＝編『注意欠如・多動症－ADHD－の診断・治療ガイドライン 第4版』じほう、2016年
〈2〉　国立研究開発法人日本医療研究開発機構「改良型オキシトシン経鼻スプレーに自閉スペクトラム症中核症状に対する改善効果」2022年（https://www.amed.go.jp/news/release_20220125.html）
〈3〉　ノーベルファーマ「メラトベル総合製品情報概要」2021年
〈4〉　一般社団法人くすりの適正使用協議会「くすりのしおり」、じほう「治療薬ハンドブック2022」
〈5〉　ADHD適正流通管理システム事務局「ADHD適正流通管理システム」2019年
〈6〉　独立行政法人医薬品医療機器総合機構「医薬品副作用被害救済制度」（PMDA；Pharmaceuticals and Medical Devices Agency）（https://www.pmda.go.jp/kenkouhigai_camp/）

第8章

ADHDの脳画像
―― 可視化される脳機能の偏り

山下雅俊・水野賀史

ADHDのMRI研究に関する主な知見をまとめ、最後に、それに続くADHD
の神経生物学的基盤の解明に向けた、われわれの取り組みについても紹介
する。

Keywords

注意欠如・多動症（ADHD）、脳形態画像、拡散テンソル画像（DTI）、機能的
MRI（fMRI）、安静時fMRI

1. はじめに

　注意欠如・多動症（attention-deficit/hyperactivity disorder: ADHD）は不注意、多
動性・衝動性を主徴とする発達障害であり、小児におけるADHDの有病率
は約7%と高い[1]。ADHDはうつ病、不安症、素行症などの二次障害を発症す
るリスクが高く[2]、強い疲労感や日中の眠気も顕在化しやすいことが報告さ
れている[3][4]。したがって、それらを予防するためにADHDに対する適切な早
期診断と早期介入が重要である。

　しかしながら、ADHDの診断はDSM（精神疾患の診断・統計マニュアル:
Diagnostic and Statistical Manual of Mental Disorders）に従って、臨床症状に基づいて
主観的に判断されていることから、複雑なADHDの障害特性を捉え切るこ
とができず、また、病態に基づいた診断・介入が難しい、という課題を抱

表8-1　脳画像研究に使用される主なMRIの種類

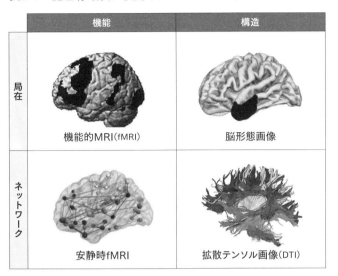

	機能	構造
局在	機能的MRI（fMRI）	脳形態画像
ネットワーク	安静時fMRI	拡散テンソル画像（DTI）

　えている。そのため、ADHDの起因である神経生物学的基盤を解明するのとともに、客観的なバイオマーカーを開発することが求められている。その一端としてADHDの脳画像研究が、磁気共鳴画像（MRI）、陽電子放射断層撮影（PET）、近赤外線分光法（NIRS）、脳磁図（MEG）などのさまざまなモダリティを利用して行われている。

　本章では、放射線被曝がなく非侵襲的で空間分解能に優れているという特徴があるMRI研究の知見を主に紹介する。研究で使用されるMRIは、脳の構造もしくは機能、脳の局在もしくはネットワーク、という視点で整理すると理解しやすい（図8-1）。つまり、脳構造の局在をみる「脳形態画像」、脳構造のネットワークをみる「拡散テンソル画像（DTI）」、脳機能の局在をみる「機能的MRI（fMRI）」、脳機能のネットワークをみる「安静時fMRI」という4種類に主に分けられ、本章ではこの順番で説明していく。

2. ADHDの脳形態研究

古くから脳形態研究は行われてきたが、近年では、SPM、FSL、FreeSurfer といった脳画像解析ソフトウェアを用いることで、自動処理によって脳容積、皮質厚等の脳形態を解析することが可能になった。

仮説に基づいて、解析する領域を設定したうえで行う関心領域（region of interest：ROI）解析のメタ分析では、大脳全体、右大脳に加え、後下小脳虫部、脳梁膨大部、脳梁、右尾状核、前頭前皮質において容積の減少が報告されている。一方、ROIを設定しない全脳解析によるメタ分析では、被殻、淡蒼球、尾状核を含む大脳基底核の容積の減少が一貫して報告されている。このことから、ADHDでは主に実行機能やワーキングメモリ、運動制御、報酬系に関係した脳領域を中心に有意な容積の減少が認められると考えられる。

Enhancing NeuroImaging Genetics Through Meta-Analysis（ENIGMA）プロジェクトにより、遺伝子と脳画像データのオープンな国際コンソーシアムが設立され、ADHDを含む複数の研究グループから構成されている。このグループには現在、ヨーロッパ、アメリカ、オーストラリア、中国、ブラジルの36のセンターが参加しており、数千人の参加者の横断的MRIデータが蓄積されている。そのENIGMAプロジェクトにより、ADHD群1713例とコントロール群1529例ものデータの横断的メガ分析で皮質下の脳容積を検討したところ、ADHDでは被殻、尾状核に加え、扁桃体、海馬の容積も減少しており、特に15歳以下の小児においてその傾向を認めることが明らかとなった（図8-2）。さらに、その後に行われた大脳の皮質厚と表面積を調べた研究では、ADHD群2246例とコントロール群1934例ものデータのメガ解析で、ADHDでは前頭皮質、帯状皮質、側頭皮質の表面積が減少しており、錘状回と側頭極の皮質厚が有意に薄かった（図8-2）。本研究においても青年や成人ではなく、小児においてその差が認められた。

一般的に皮質厚はシナプスや軸索分岐のために児童期から青年期の間

図8-2　大規模サンプルの横断的メガ解析から認められた
　　　　ADHD児の脳容積、皮質厚、表面積〈文献10の図をもとに改変〉

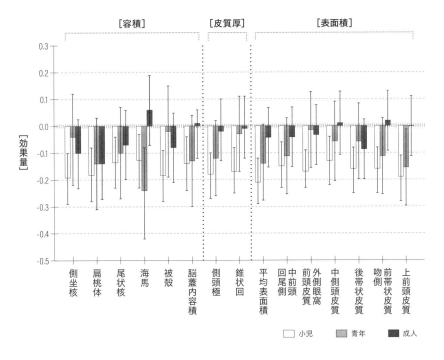

に増加するが、シナプスの刈り込みや髄鞘形成のためにその後減少する。
ADHD児223例と定型発達児223例に対して行われた10〜17歳の縦断的研
究では、ADHD群は定型発達群に比べ皮質厚のピークが2〜5年の遅れを
認めており、特に、前頭葉、上側頭葉、頭頂葉で顕著な遅れを認めた（図8-3
→P.186）。これらの研究結果からADHD児において構造的な脳の成熟に遅
れがあることが示唆されている。

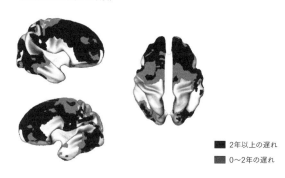

図8-3　10～17歳のADHD群が定型発達群に比べて
皮質の成熟の遅れを認めた領域
（皮質厚のピークの遅れの年数が示されている）
〈文献11の図をもとに改変〉

■ 2年以上の遅れ
■ 0～2年の遅れ

3. ADHDの拡散テンソル画像研究

　拡散テンソル画像（diffusion tensor imaging：DTI）は拡散強調画像をベースに
白質神経線維の走行を画像化したものである。脳内の水分子は神経線維の
走行に沿って拡散しやすいが、それ以外の方向には拡散しにくい拡散異方
性があり、それをFA（fractional anisotropy）値として定量化し、健常コントロー
ル群と比較することで異常の程度を評価することが可能である。DTI研究
によりADHDは固有の脳領域の異常だけでなく、脳領域間の白質微細構造
にもまた異常があることが示されている。全脳解析による9つのDTI研究
のメタ分析では、173例のADHD群と169例の健康コントロール群を比較
し、上縦束からの線維を含んでいる可能性のある右前放線冠、左小脳白質、
両側内包、脳梁膝部近傍の小鉗子において、白質線維の統合性の異常を認
めた。このことは前頭葉−線条体−小脳の白質線維の異常を示唆している。
これらの白質線維のほとんどは中年期（40～60歳台）に成熟してくる比較的
発達が遅い線維であるため、この結果はADHDの白質線維の成熟の遅れを
反映しているのかもしれない。ただし、その確認には縦断的なDTI研究に
よって確かめられる必要がある。

　最近、ADHDの衝動性を予測する神経解剖学的モデルとして、黒質／腹側被蓋野（中脳核）と線条体との白質神経線維の結合に注目した興味深い知見がある。線条体には前頭葉との結合に基づき、辺縁系、実行制御系、感覚運動系の3つの回路が存在する。[12][13]ADHDの衝動性はドーパミンの投射異常が関係した辺縁系と実行制御系のバランスが崩れることで起こると言われているが、[14]ドーパミンの起始核である中脳核との関連性についてはわかっていなかった。エリオットらは、DTIを用いてADHD患者の中脳核は辺縁系線条体との白質神経線維の結合が強く、実行制御系線条体との結合が弱いことを報告した。[15]さらに、辺縁系線条体と中脳核の結合性が強いと衝動性が高くなり、実行制御系線条体と中脳核の結合性が強いと衝動性が低くなることを見出した。[15]この研究により、ADHDの衝動性に関係した神経解剖学的回路の特徴が示された。

　また、青年期までの経験や環境が神経線維の髄鞘化に影響し、[16]髄鞘の保護が神経細胞を外乱から守るとする仮説があり、[17]ADHD児を対象とした早期治療と介入は、白質の堅牢性に影響を与える可能性がある。ボージャンらによって行われた無作為化二重盲検プラセボ対照試験の結果によると、メチルフェニデートを4ヵ月間服用したADHD児では左上縦束、左下縦束などのFA値が増大したが、ADHDの成人ではこのようなFA値の変化はみられなかった（図8-4 → P.188）。[18]このことは、メチルフェニデートの白質構造への作用は、ADHDの小児に対してのみ認められ、早期の治療介入が白質へ影響を与える可能性を示唆した。

4. ADHDの機能的MRI研究

　機能的MRI（fMRI）はMRI装置内でさまざまな認知課題を行い、その課題処理に関連して変化するBOLD（blood oxygenation level dependent）信号値から活動する脳部位を特定する手法である。実行機能やタイミング課題を用いたfMRI研究のメタ分析では、ADHD患者で前頭葉－線条体、前頭葉－頭頂葉、

図8-4　メチルフェニデートの効果が観察された ADHD児の白質神経線維
（ADHD児のメチルフェニデート群のベースラインと服用後の差が、
　成人のADHDのメチルフェニデート群よりも白質神経線維が増大）
〈文献18の図をもとに改変〉

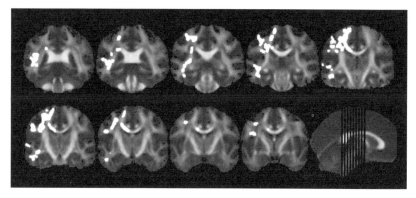

時期・治療・年齢の相互作用
白部分：メチルフェニデートを服用したADHD児の白質繊維変化

前頭葉－小脳の脳機能不全を示した（図8-5）[5]。また、ADHDでは報酬系機能にも障害があることが知られており、福井大学ではADHD児に金銭報酬課題を用いたfMRIを行ったところ、高報酬時には腹側線条体と視床が活性化したが、低報酬時には活性化しなかった。さらに、メチルフェニデート塩酸塩徐放錠の内服で、低報酬時でも同部位の活性化が認められるようになった（図8-6 → P.190）。これは、ADHDでは報酬系に関する脳領域である腹側線条体や視床の機能異常があることとともに、メチルフェニデート塩酸塩徐放錠によりその機能が改善することを示唆している[19]。

　これまでのfMRI研究において、サンプル数が不十分であることが指摘される中、全米の21の施設が共同し、約1万2000人もの脳画像、行動、質問紙等のデータを蓄積している大規模縦断研究である、Adolescent Brain and Cognitive Development（ABCD）Studyのサンプルを用いて、fMRIとADHD症状との関連性を検討した興味深い知見がある。オーウェンスらは、ワーキングメモリ課題（EN-Back Task）、抑制制御課題（Stop Signal Task）、金銭報酬

図8-5 異なる認知課題におけるfMRI研究の3つのメタ分析
〈文献5の図をもとに改変〉

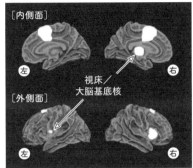

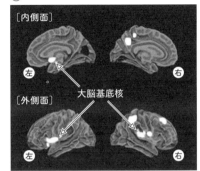

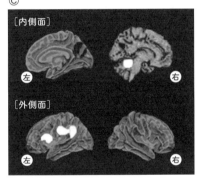

Ⓐ 抑制課題：
右下前頭皮質、前部帯状回／補足運動野、左線条体、右視床で活性低下。

Ⓑ 注意課題：
右背外側前頭前皮質、右下頭頂皮質、大脳基底核と視床の後部で活性低下、右小脳と左楔部で活性上昇。

Ⓒ タイミング課題：
左下前頭皮質、左下頭頂葉、右小脳外側で活性低下、後部帯状皮質で活性上昇。

課題（Monetary Incentive Delay Task）のうち、ワーキングメモリ課題中に賦活化した脳活動のみがADHD症状を予測するモデルとして有効であることを報告した。[20]しかしながら、ワーキングメモリ課題とADHD症状の予測モデルは効果量が小さく（R2＝2%）[20]、fMRIを使ったADHDの障害特性の予測には限界があるのかもしれない。

図8-6　金銭報酬課題を用いたADHDに対するfMRI
〈文献19の図をもとに改変〉

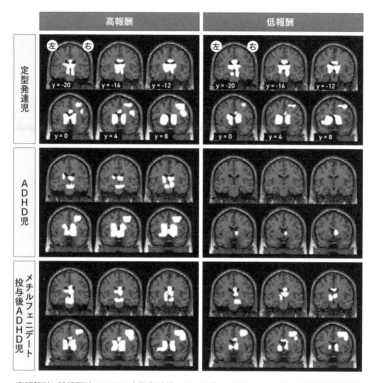

高報酬時、低報酬時における定型発達児、ADHD児、メチルフェニデート塩酸塩徐放錠の内服時のADHD児のfMRI

5. ADHDの安静時fMRI研究

　安静時fMRI（resting state fMRI）とは、安静状態でfMRIを撮像する手法である。この手法は通常のfMRIのように課題を行う必要がなく、測定時間も5～10分と短いため、子どもや疾患患者にも適用しやすく、臨床への応用も期待されている。また、ADHDを含む発達障害はネットワークの異常と考えられるようになってきており、安静時fMRIは空間的に離れた脳領域間の

機能的結合や神経ネットワークの解析が可能であるため、病態の解明にも貢献する可能性が期待されている。ADHDでは、default mode networkの前後の領域（内側前頭前皮質、後部帯状皮質、楔前部）の機能的結合の低下や、default mode、frontoparietal、salience network（triple network）の動的な相互作用の異常、報酬に関係する、眼窩前頭前皮質、腹側前頭前皮質、腹側線条体を含むネットワークの異常が報告されており、これらのシステムの成熟が遅延または変化していると考えられている。21の研究（700例のADHD群と580例のコントロール群）を分析したガオらのメタ分析による結果もまた、ADHDにおけるtriple networkの異常を支持した。

そこで、われわれは、このtriple networkに着目し、無作為化二重盲検プラセボ対照研究により、ADHDの第一選択として使用されているメチルフェニデートがtriple networkの動的な相互作用を改善させることを報告した（図8-7 → P.192）。しかしながら、最近報告された30の安静時fMRI研究（1094例のADHD群と884例のコントロール群）が分析されたメタ分析研究では、ADHDに特異的な所見を得ることができなかった。これは、ADHDの病態生理そのものや、研究参加者、実験方法、解析方法の多様性が原因かもしれず、ADHD児における安静時fMRI研究は現在もなお発展途上で、一定の結論は出ていない。

6. ADHDの分子と脳機能との関係

ADHDの治療薬であるメチルフェニデートがドーパミンの可用性に影響することで、ADHDの行動異常や認知脳機能の改善をもたらすことを考慮すると、行動や脳機能の異常は、分子の異常を反映している可能性が考えられる。9つの単光子放射型コンピュータ断層撮影法（SPECT）とPET研究（169例のADHD群と173例のコントロール群）が分析されたメタ分析研究では、ADHD群はコントロール群に比べ、線条体におけるドーパミントランスポーターの密度が増加していることが明らかとなった。さらに、最近報告

図8-7 triple network modelと、triple networkの 動的な相互作用に対するメチルフェニデートの効果
〈文献23の図をもとに改変〉

Ⓐ triple network model

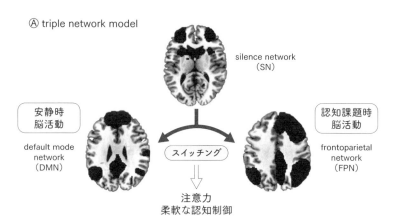

silence network
（SN）

安静時
脳活動

default mode
network
（DMN）

スイッチング

認知課題時
脳活動

frontoparietal
network
（FPN）

注意力
柔軟な認知制御

安静時に働くdefault mode network、認知課題時に働くfrontoparietal network、両者のネットワークのスイッチングを行うsalience networkの3つのネットワーク（triple network）の相互作用が注意力や柔軟な認知制御に関連。

Ⓑ メチルフェニデートがtriple networkの動的な相互作用の指標を改善

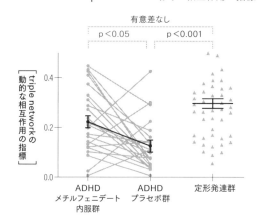

メチルフェニデートが、ADHDで異常を認めたtriple networkの動的な相互作用の指標を改善。

されたADHD群を対象としたSPECT研究では、メチルフェニデートを服用しない時ほど、線条体におけるドーパミントランスポーターの結合能が高くなることが報告されている[27]。これらの結果から、ADHDでは過剰に発現したドーパミントランスポーターがシナプス間隙中のドーパミンを過剰に取り込むことで、シナプス後終末へのドーパミン神経伝達を抑制していると考えられる。

また、神経発達症とアミノ酸関連遺伝子との関連が示唆される中、特にトリプトファン含量の変化がADHDの病態に強く関連することが報告されている[28][29]。トリプトファンの脳内濃度はほかの神経伝達物質の50～200倍であり、神経活動電位を抑制するなど、生理活性はきわめて強い。さらに、トリプトファンを扱ったfMRI研究によると、トリプトファンを経口摂取した参加者は血中のトリプトファン含量が増加し、ストループ課題中に下前頭回や頭頂葉などの注意機能に関係した脳領域の活動が低下することが報告されている[30][31]。しかしながら、ADHDにおいて、実際に神経伝達物質やトリプトファンの値を計測し、その値と脳機能との関連性を調べた研究はこれまでに報告されていない。そこでわれわれは、非侵襲的に尿や唾液から神経伝達物質やトリプトファンを抽出して計測し、分子と脳機能との関係に着目した研究に取り組んでいる。

7. おわりに

本章では、ADHDのMRI研究について、脳形態画像、DTI、fMRI、安静時fMRIに分け、概説した。ほとんどの研究において、ADHDと定型発達児の差異を調べるアプローチを採用しているが、その結果は一貫しないことも多く、多サンプルを用いた研究においては、一定の有意な結果は得られているものの、その効果量は概して小さい。これらの原因として、ADHDの多様性、MRI機種や撮像条件、解析アプローチの違い、といったさまざまなことが考えられうる。

ADHDはDSMに従って主に臨床症状に基づいてカテゴリカルに診断されており、病態に多様性があるADHDがまとめて一つの疾患として扱われてきた。そのため、同じADHDの診断であっても、研究によって病態の異なる群を含んでおり、そのことが研究結果に影響を与えて一貫性が得られない要因となっている可能性がある。

このような問題に立ち向かうべく、アメリカ国立衛生研究所はResearch Domain Criteriaを提唱している[32]。これは、病態生理学研究に基づいて診断のフレームワークを新たに組み直そう、という考え方である。われわれはこの考えに即して、上述のアメリカの大規模縦断研究であるABCD Studyのサンプルを利用し、教師なし機械学習★を用いてADHDをサブタイプに分類し、各サブタイプの神経生物学的基盤を明らかにする取り組みを開始している。

また、国内においては、われわれが所属する連合小児発達学研究科のネットワークを活用し、福井大学、大阪大学、千葉大学とで共同して多サンプルを確保できる体制の構築に取り組んでいる。機関ごとにMRI装置の機種や計測パラメータが異なるため、機種間差による影響を補正する必要があるが、近年、補正のための有効な方法として開発されたトラベリングサブジェクト法を利用する[33]。このアプローチでは、すべての機関で同じ被験者の脳画像を取得することで、機種間の測定バイアスのみを算出して補正することが可能になる。集積したADHDのMRIデータを、トラベリングサブジェクト法で機種間差を補正したうえで解析し、さらに、遺伝子、神経伝

★ 教師なし機械学習は機械学習の一つに分類される手法であり、その目的はデータ内に存在する未知のパターンを探索することにある。教師なし機械学習の一つであるクラスタリングのアルゴリズムには、それぞれのデータポイントの距離間に対して数学的な関係性を識別し、これらの関係に従って、データをサブグループ（クラスター）に自律的に分類する能力がある。これまでの研究では、クラスタリングのアルゴリズムが多様性を伴う精神疾患などのグループ解析に有効であることが報告されている。

参考文献：Ma EY et al.: Combined unsupervised-supervised machine learning for phenotyping complex diseases with its application to obstructive sleep apnea. *Sci Rep* 11: 4457, 2021.

達物質・アミノ酸、認知機能検査、視線計測、質問紙調査などの多角的なデータとの関連を調べることで、ADHDの神経生物学的基盤と臨床的特徴を明らかにするのとともに、最終的にはその病態に基づいた臨床に資するバイオマーカーの開発を目指している。このような取り組みは、ADHDの多様性への理解と個々の特徴に合った精度の高い診療、教育・介入方法の開発に寄与することが期待される。

文献

〈1〉　Thomas R et al.: Prevalence of attention-deficit/hyperactivity disorder: a systematic review and meta-analysis. *Pediatrics* 135: e994-1001, 2015.

〈2〉　Feldman HM et al.: Clinical practice. Attention deficit-hyperactivity disorder in children and adolescents. *N Engl J Med* 370: 838-846, 2014.

〈3〉　Rogers DC et al.: Fatigue in an adult attention deficit hyperactivity disorder population: A trans-diagnostic approach. *Br J Clin Psychol* 56: 33-52, 2017.

〈4〉　Yoon SY et al.: Sleep and daytime function in adults with attention-deficit/hyperactivity disorder: subtype differences. *Sleep Med* 14: 648-655, 2013.

〈5〉　Rubia K et al.: Imaging the ADHD brain: disorder-specificity, medication effects and clinical translation. *Expert Rev Neurother* 14: 519-538, 2014.

〈6〉　Nyberg L et al.: Memory aging and brain maintenance. *Trends Cogn Sci* 16: 292-305, 2012.

〈7〉　Schultz W: Reward functions of the basal ganglia. *J Neural Transm (Vienna)* 123: 679-693, 2016.

〈8〉　Stoodley CJ et al.: Functional topography of the human cerebellum. *Handb Clin Neurol* 154: 59-70, 2018.

〈9〉　Hoogman M et al.: Consortium neuroscience of attention deficit/hyperactivity disorder and autism spectrum disorder: The ENIGMA adventure. *Hum Brain Mapp* 43: 37-55, 2022.

〈10〉　Hoogman M et al.: Brain Imaging of the Cortex in ADHD: A Coordinated Analysis of Large-Scale Clinical and Population-Based Samples. *Am J Psychiatry* 176: 531-542, 2019.

〈11〉　Shaw P et al.: Attention-deficit/hyperactivity disorder is characterized by a delay in cortical maturation. *Proc Natl Acad Sci U S A* 104: 19649-19654, 2007.

〈12〉　Piray P et al.: Dopaminergic Modulation of the Functional Ventrodorsal Architecture of the Human Striatum. *Cereb Cortex* 27: 485-495, 2017.

〈13〉　Tziortzi AC et al.: Connectivity-based functional analysis of dopamine release in the striatum using diffusion-weighted MRI and positron emission tomography. *Cereb Cortex* 24: 1165-1177, 2014.

〈14〉　Sonuga-Barke EJ: Psychological heterogeneity in AD/HD--a dual pathway model of behaviour and cognition. *Behav Brain Res* 130: 29-36, 2002.

〈15〉　Elliott BL et al.: Limbic and Executive Meso- and Nigrostriatal Tracts Predict Impulsivity Differences in Attention-Deficit/Hyperactivity Disorder. *Biol Psychiatry Cogn Neurosci Neuroimaging* 7: 415-423, 2022.

〈16〉　Bengtsson SL et al.: Extensive piano practicing has regionally specific effects on white matter development. *Nat Neurosci* 8: 1148-1150, 2005.

〈17〉 Bartzokis G: Alzheimer's disease as homeostatic responses to age-related myelin breakdown. *Neurobiol Aging* 32: 1341-1371, 2011.

〈18〉 Bouziane C et al.: White Matter by Diffusion MRI Following Methylphenidate Treatment: A Randomized Control Trial in Males with Attention-Deficit/Hyperactivity Disorder. *Radiology* 293: 186-192, 2019.

〈19〉 Mizuno K et al.: Osmotic release oral system-methylphenidate improves neural activity during low reward processing in children and adolescents with attention-deficit/hyperactivity disorder. *Neuroimage Clin* 2: 366-376, 2013.

〈20〉 Owens MM et al.: Multimethod investigation of the neurobiological basis of ADHD symptomatology in children aged 9-10: baseline data from the ABCD study. *Transl Psychiatry* 11: 64, 2021.

〈21〉 Castellanos FX et al.: Intrinsic Functional Connectivity in Attention-Deficit/Hyperactivity Disorder: A Science in Development. *Biol Psychiatry Cogn Neurosci Neuroimaging* 1: 253-261, 2016.

〈22〉 Gao Y et al.: Impairments of large-scale functional networks in attention-deficit/hyperactivity disorder: a meta-analysis of resting-state functional connectivity. *Psychol Med* 49: 2475-2485, 2019.

〈23〉 Mizuno Y et al.: Methylphenidate remediates aberrant brain network dynamics in children with attention-deficit/hyperactivity disorder: A randomized controlled trial. *Neuroimage* 257: 119332, 2022.

〈24〉 Cortese S et al.: Systematic Review and Meta-analysis: Resting-State Functional Magnetic Resonance Imaging Studies of Attention-Deficit/Hyperactivity Disorder. *J Am Acad Child Adolesc Psychiatry* 60: 61-75, 2021.

〈25〉 Mechler K et al.: Evidence-based pharmacological treatment options for ADHD in children and adolescents. *Pharmacol Ther* 230: 107940, 2022.

〈26〉 Fusar-Poli P et al.: Striatal dopamine transporter alterations in ADHD: pathophysiology or adaptation to psychostimulants? A meta-analysis. *Am J Psychiatry* 169: 264-272, 2012.

〈27〉 Aster HC et al.: Responsivity of the Striatal Dopamine System to Methylphenidate-A Within-Subject I-123- β -CIT-SPECT Study in Male Children and Adolescents With Attention-Deficit/Hyperactivity Disorder. *Front Psychiatry* 13: 804730, 2022.

〈28〉 Maynard TM et al.: Balancing act: maintaining amino acid levels in the autistic brain. *Neuron* 93: 476-479, 2017.

〈29〉 Raghavan R et al.: Association between cord blood metabolites in tryptophan pathway and childhood risk of autism spectrum disorder and attention-deficit hyperactivity disorder. *Transl Psychiatry* 12: 270, 2022.

〈30〉 Yamashita M: Potential Role of Neuroactive Tryptophan Metabolites in Central Fatigue: Establishment of the Fatigue Circuit. *Int J Tryptophan Res* 13: 1178646920936279, 2020.

〈31〉 Morgan RM et al.: Effects of elevated plasma tryptophan on brain activation associated with the Stroop task. *Psychopharmacology (Berl)* 190: 383-389, 2007.

〈32〉 Insel TR et al.: Medicine. Brain disorders? Precisely. *Science* 348: 499-500, 2015.

〈33〉 Yamashita A et al.: Harmonization of resting-state functional MRI data across multiple imaging sites via the separation of site differences into sampling bias and measurement bias. *PLoS Biol* 17: e3000042, 2019.

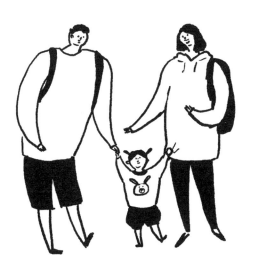

■ 編者略歴

鷲見 聡（すみ・さとし）

小児科医。1985年名古屋市立大学医学部卒業。名古屋市児童福祉センター（1989〜1998年）、名古屋市西部地域療育センター（2004〜2014年）、上林記念病院こども発達センターあおむし（2015〜2017年）に合わせて20年余にわたって勤務し、2000名以上の発達障害児の診療を行ってきた。1998年から2004年にかけて、名古屋市立大学病院小児科において遺伝性疾患の診療と研究に従事し、医学博士号を取得。2018年より日本福祉大学教育・心理学部教授。2022年より金城学院大学看護学部教授。

■ 執筆者一覧

大橋 圭（おおはし・けい）

名古屋市立大学大学院医学研究科新生児・小児医学分野病院助教

宮地泰士（みやち・たいし）

名古屋市西部地域療育センター所長

前田 徹（まえだ・とおる）

金城学院大学薬学部薬学科教授

山下雅俊（やました・まさとし）

福井大学子どものこころの発達研究センター特命助教

水野賀史（みずの・よしふみ）

福井大学子どものこころの発達研究センター准教授

発達障害のサイエンス
支援者が知っておきたい医学・生物学的基礎知識

2022 年 12 月 15 日　第 1 版第 1 刷発行

編者　　　鷲見 聡

発行所　　株式会社 日本評論社
　　　　　〒170-8474　東京都豊島区南大塚 3-12-4
　　　　　電話：03-3987-8621［販売］
　　　　　　　　03-3987-8598［編集］
　　　　　振替：00100-3-16

印刷所　　平文社

製本所　　難波製本

デザイン　土屋 光（Perfect Vacuum）

検印省略　© Satoshi Sumi 2022
ISBN978-4-535-98527-8　Printed in Japan

親の疑問に答える
子どものこころの薬ガイド

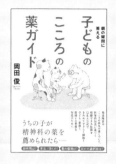

岡田 俊=著

- 定価：税込1,870円（本体価格1,700円）
- 2022年9月刊 ● ISBN978-4-535-98478-3 ● 四六判 224ページ

子どものこころの薬について知りたいと思うすべての親御さんに向けて、そのメリットもデメリットも、率直にわかりやすく解説する。

発達障害児と家族への支援

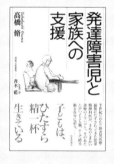

髙橋 脩=著

- 定価：税込2,530円（本体価格2,300円）
- 2022年5月刊 ● ISBN978-4-535-56411-4 ● 四六判 272ページ

半世紀にわたり障害児医療・福祉に携わってきた児童精神科医が、診療のノウハウを存分に述べつつ、そのあたたかい子ども観を語る。

子どものこころと脳
── 発達のつまずきを支援する

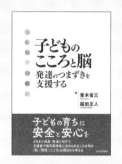

青木省三・福田正人=編

- 定価：税込1,870円（本体価格1,700円）
- 2022年3月刊 ● ISBN978-4-535-98507-0 ● A5判 248ページ

子どもの育ちを「脳」「環境」「こころ」の視点で捉え、最良の成長・発達に向けて支援者や教育関係者に求められることは何かを考える。

日本評論社
https://www.nippyo.co.jp